卫生健康职业教育校企合作创新教材

视器解剖与生理

（供眼视光技术专业用）

主　编　刘秀平　区淑文

副主编　陈健忠　陈文苑

编　者　（以姓氏笔画为序）

区淑文（广东江门市人民医院）

刘天瑞（广东江门中医药职业学院）

刘秀平（广东江门中医药职业学院）

李焱洪（广东江门中医药职业学院）

张玉艳（广东江门中医药职业学院）

陈文苑（广东江门中医药职业学院）

陈健忠（广东江门中医药职业学院）

冼文娇（广东江门中医药职业学院）

姚志荣（广东江门光明眼科医院）

赵艳敏（南方职业技术学院）

耿乔磊（广东江门中医药职业学院）

谢　婷（广东江门中医药职业学院）

赖小东（广东江门中医药职业学院）

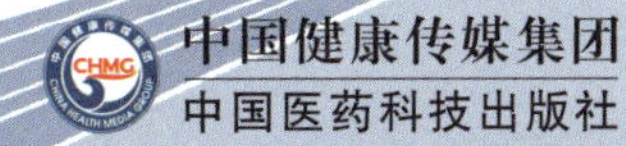

内容提要

本教材为“卫生健康职业教育校企合作创新教材”之一，以视器解剖学结构和生理功能为框架，体现了眼视光专业的应用性，内容包括概论、眼的解剖、眼的发育、眼的生理和双眼视觉五部分。从视器位置、形态、结构到生理应用逐步深入学习，使学生能在短时间内构建人体视器并了解其生理应用。本教材为书网融合教材，即纸质教材有机融合电子教材、数字化教学服务（在线教学、在线作业、在线考试），从而使教材内容更加立体化、多样化，易教易学。

本教材主要供高职高专院校眼视光技术专业师生教学使用，也可作为相关专业工作人员的参考用书。

图书在版编目（CIP）数据

视器解剖与生理 / 刘秀平，区淑文主编 .—北京：中国医药科技出版社，2023.12

卫生健康职业教育校企合作创新教材

ISBN 978-7-5214-4106-2

Ⅰ.①视… Ⅱ.①刘… ②区… Ⅲ.①眼－人体解剖－高等职业教育－教材②眼－人体生理学－高等职业教育－教材 Ⅳ.①R322.9②R339.14

中国国家版本馆CIP数据核字（2023）第157622号

美术编辑 陈君杞

版式设计 南博文化

出版 **中国健康传媒集团** | 中国医药科技出版社

地址 北京市海淀区文慧园北路甲22号

邮编 100082

电话 发行：010-62227427 邮购：010-62236938

网址 www.cmstp.com

规格 787×1092mm $^1/_{16}$

印张 10

字数 215千字

版次 2023年12月第1版

印次 2023年12月第1次印刷

印刷 三河市航远印刷有限公司

经销 全国各地新华书店

书号 ISBN 978-7-5214-4106-2

定价 69.00元

获取新书信息、投稿、为图书纠错，请扫码联系我们。

数字化教材编委会

主　编　刘秀平　姚志荣　区淑文

副主编　陈文苑　陈健忠　邹玉平　龙心光　王德才

编　者（以姓氏笔画为序）

王德才（中山大学中山眼科中心）

区淑文（广东江门市人民医院）

龙心光（广东省江门市五邑中医院）

刘天瑞（广东江门中医药职业学院）

刘秀平（广东江门中医药职业学院）

李焱洪（广东江门中医药职业学院）

邹玉平（中国人民解放军南部战区总医院）

张玉艳（广东江门中医药职业学院）

陈文苑（广东江门中医药职业学院）

陈健忠（广东江门中医药职业学院）

冼文娇（广东江门中医药职业学院）

赵艳敏（南方职业技术学院）

姚志荣（广东江门光明眼科医院）

耿乔磊（广东江门中医药职业学院）

谢　婷（广东江门中医药职业学院）

赖小东（广东江门中医药职业学院）

前言

为落实党二十大报告中提出的“加强教材建设和管理”这一重要任务，适应高等职业教育教学改革和发展，以及“推进教育数字化”的需要，我们组织编写了这本眼视光专业新形态理实一体化教材。本教材以培养眼视光专业人员素质养成为主线，职业岗位能力为导向，将专业基础课程视器解剖微细结构和眼生理应用有机整合在一起；打破传统“局部眼”概念，建立“大视觉”眼视光认知，将视器解剖、生理等学科知识精简优化、有机融合；重点放在眼正常解剖生理的解读，突出其应用性。本教材以视器解剖学结构和生理功能为框架，体现了眼视光专业的应用性，主要内容包括概论、眼的解剖、眼的发育、眼的生理和双眼视觉五部分。从视器位置、形态、结构到生理应用逐步深入学习，使学生能在短时间内构建人体视器框架并了解其生理应用。

本教材文字简练、精确，逻辑合理，并配有精美插图，提高了学习内容的直观性。结合眼视光专业等级考试大纲要求，对视器各个器官结构进行了阐述，对部分理解难度大、临床视光工作未涉及的人体结构内容予以简化或删除，充分体现了“必需、够用”的高职教育准则。本教材按照项目和任务设置，主要有四个特色版块。①学习目标：在项目中设立预习任务，要求学生在上课之前自行学习，使课堂教学活动更为有效。②知识拓展：该版块邀请眼视光行业专家和视器应用解剖学专家共同参与撰写，体现了人体视器结构的眼视光专业性、实际应用性和趣味性，有助于培养学生专业素养；与眼视光专业技能密切相关的项目和任务则单独列出“视光应用”，并以二维码形式呈现，如教材中眼神经医源性损伤、眼的生理应用等是同类教材中的全新内容。③重点回顾：该板块以二维码的形式呈现，重点回顾思考、聚焦考级，突出与考试相关的知识点和综合分析题目。④实训项目：培养学生分析问题、解决问题及动手操作的能力，突出教学的实用性，帮助学生对接职业岗位，有利于职业技能等级考核。

本教材作为新形态理实一体化教材，附有丰富的数字化资源，包括PPT课件、答案解析和微课视频等，内容丰富、新颖、实用，可在电脑或手机等终端学习，反复操作练习，以建立丰富的感性认识，为在读学生、岗位从业者及相关人员提供了开放的网络学习平台，在内容涵盖面、知识面等方面起到倍增效应。本教材针对课程教学要点设计了微课视频，包括教师难点讲解、实验操作、3D解剖结构演示等，集解剖知识性、眼视光专业性和视觉性于一体。针对部分重要的系统、器官结构链接有3D模型展示，具有较强的视觉效果。同时配有在线课程同步测试，根据眼视光等级考核考点精心编纂，并对有难度的题目配有试题解析，满足各层次学生学习需求。本教材主要供高职高专院校眼视光技术专业师生教学使用，既可单独教学使用，也可开展混合式教学，配套使用，效果更佳。

教材编写团队由来自高职高专院校的解剖学骨干教师、应用解剖专家和临床一线医院眼科主任医师组成，在编写过程中得到了各位编者所在单位领导的大力支持和帮助，同时参考了国内外大量的文献资料，在此一并致以最诚挚的感谢！

受编者学识水平所限，书中难免有不妥和疏漏之处，敬请读者批评指正，以期日臻完善。

编　者

2023 年 5 月

目录

项目一　概　论

PPT

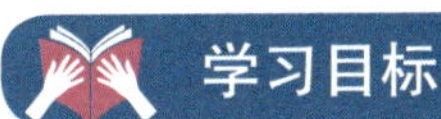

1. 掌握　视器解剖的目的、方法及生理学研究的任务。
2. 熟悉　视器解剖与其他解剖学的区别与联系。
3. 了解　视器解剖发展简史、生理学发展的回顾和展望。
4. 培养奉献精神和严谨的科学态度。

任务 1　概　述

一、视器解剖概述

眼为视觉器官（visual organ），又称视器。人类感知外界环境各种信息，绝大部分是通过眼的视觉功能来完成的，故眼为人体的一个重要感觉器官。眼和视觉系统的组织解剖、胚胎发育和生理生化代谢，是学习和充分理解临床眼科学疾病基础。视器解剖与生理是研究组织解剖、胚胎发育和生理生化代谢的专门学科，它的任务是系统研究眼的正常组织结构和解剖，维护人体视觉器官的健康。眼科学基础包括眼的组织解剖、胚胎发育、生理生化、眼病遗传、眼科用药和流行病学等，是学习眼视光专业课程及临床眼科学的基础。

视器解剖属于局部解剖学范畴，局部解剖学是按照人体的局部分区来研究器官和结构的位置、形态、体表标志与投影以及层次和毗邻关系等的科学。眼包括眼球、视路和附属器三部分（图 1-1）。眼球和视路完成视觉功能，眼附属器则起保护、运动等辅助作用。视器解剖是人体解剖学的重要组成部分，是临床医学各学科的重要基础，具有很强的实际应用意义。

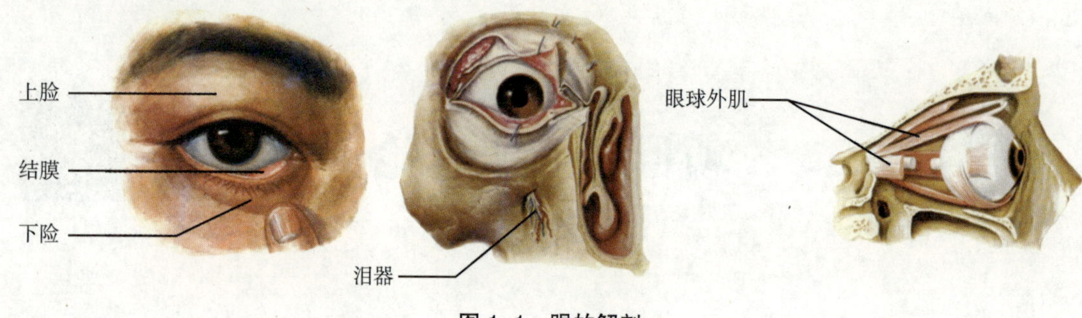

图 1-1 眼的解剖

眼居头面局部（图1-2）。由于它的位置、结构和功能特殊，眼科诊断、治疗具有本学科的特点。同时，眼又是人体器官整体不可分割的一个部分，眼与全身保持着密切的联系。因此，眼科学是临床学科中不可缺少的一个重要组成部分。

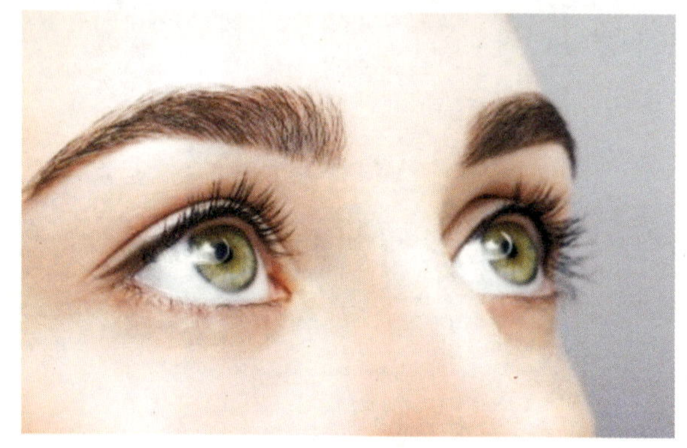

图 1-2 眼的位置

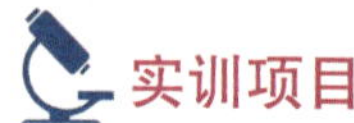

实训项目

实训1-1 瞳孔形态检查

【目的】

了解瞳孔的形态。

【操作前准备】

1. **患者准备** 了解检查的目的、方法及注意事项。
2. **检查者准备** 穿戴整齐，洗手。
3. **环境准备** 清洁、安静。

【操作步骤】

1. 在自然光线下以肉眼观察瞳孔的自然状态。
2. 注意瞳孔大小、位置、形状、边缘。

【结果分析】

正常双眼瞳孔居中、等大、形圆，边缘整齐，直径随环境光线变化而改变，直径为 2~4mm。

二、视器解剖的目的、方法及生理学研究的任务

（一）视器解剖的目的、方法

视器解剖的目的是将眼的组织结构清晰地暴露出来并供观察。通过解剖操作，认清眼的组织结构的起始、层次、毗邻、走行、分支和分布范围，需注意有无变异情况出现，如解剖眼部神经血管时，应从粗的血管和神经开始，由粗到细，仔细剖查，直到进入器官为止。操作以钝性分离为主。对于粗大的血管神经束，可先用刀尖沿血管和神经的走向，划开包绕它们的周围组织。然后用无齿的解剖镊提起血管或神经，沿其两侧，用解剖剪做钝性分离（图 1-3）。清除血管或神经周围的结构时，应该在直视下小心进行。去除较粗的静脉，应行双重结扎，在结扎线之间剪断，较小的伴行静脉可直接清除。

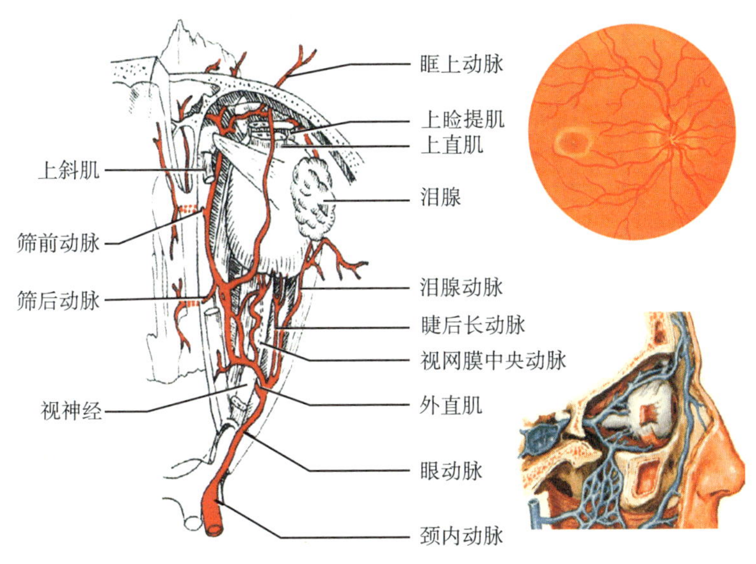

图 1-3　眼的血管解剖示意图

（二）生理学的研究任务

人体生理学（human physiology）是研究人体功能活动及其规律的科学。人体是一个结构功能极其复杂的统一整体，在人体生理学的研究任务中，既要研究人体各系统器官和不同细胞正常生命的功能活动现象和规律，并阐明其内在机制，又要研究在整体水平上各系

统、器官、细胞乃至基因分子之间的相互联系，因为生命活动是机体各个细胞、分子、器官、系统所有功能活动互相作用、统一整合的结果。随着分子生物学的研究不断深入，细胞生理学的研究也不断向纵深发展。在分子水平上的研究已成常态。转化医学的问世，使生理学的研究密切与生物化学、病理学、病理生理学、药理学和各临床学科互相联系。生理学也不断从研究正常的生命活动规律和功能活动的内在机制，跨越到研究这种活动与疾病发生发展和治疗干预的内在关系，成为各临床学科开展预防、诊断、治疗、康复和临床科学研究的重要基石，成为连接基础学科和临床学科的一门重要桥梁学科。现代生理学的研究技术和实验手段也是现代医学科学研究中最主要的方法之一。

（三）眼的视觉生理与视光学

视觉生理是认识众多的视觉现象，揭示视觉形成的规律，从对视信息的收集、加工到最后产生光觉、形觉、色觉等的视觉感受科学。

1.视觉形成 视觉形成既要通过特定的光学系统，又需要经历物质代谢、能量转换、信息传递、视觉辨认、图像识别等一系列相互作用的过程，要有从周围到中枢的广泛的神经网络。视觉形成包括从光对视网膜光感受器的刺激，到光敏感视色素变化引起的一系列光化学反应。光感受器吸收光子信息后，经历光能转换成化学能，构成电信号，通过触发各个部分神经系统的活动，将突触所释放的神经活性物质在被激活的酶系统的参与下，最终把信号传递到大脑视皮质。因此，无论光觉、形觉、色觉等，均有解剖学、生理学、生化学和光化学等各种学科知识的交融，还有物理学、神经科学等各方面知识的汇集。视觉生理至少包括两个方面：一方面，是视觉形成的基础。涉及与视觉有关的解剖、组织、功能和代谢等各个方面的互相配合。另一方面，是了解和实践视觉测定的相应手段，增加对视觉科学的认识。这里特别要提到视觉心理物理学和视觉电生理这两大领域在阐明视觉形成中的重要作用。

2.视觉心理物理学 包括光觉、形觉、色觉、运动觉等各个方面。视野、暗适应、对比敏感度、双眼视等视觉功能都是视觉心理物理学的主要内容。由此演化出来的各种测试手段，就构成视功能检查的视觉心理物理测试技术。视觉电生理不断成功地记录了单个视细胞电位和一簇生物电反应，对了解视网膜各级神经元和神经网络、循神经的传递及视觉中枢处理，均有特殊的意义；它在促进视觉生理的神经机制研究中也取得重大突破。视觉电生理的相应测定技术在应用上被认为是客观视功能测定的一种手段。近期发展起来的多焦视觉电生理技术，是通过一个通道的常规电极，获悉同一刺激条件下多个不同视网膜部位的视觉电反应，经过计算机处理，分离出不同部位的波形，并组成三维的视觉电反应地形图。由线性和非线性成分分析，来判断视觉系统不同层次的功能，成为新一代的客观视功能测定技术。视觉生理涉及视觉形成的最核心部分，也是眼科学中内容众多、知识深刻的内容。因此，从光觉、形觉（包括视力、视野等）、色觉及视觉电生理等视觉生理学专题展开探讨，必有助于更好地认识和应用实践视觉科学。

3.视觉的基本特征 是感受外界的光刺激，与感受光刺激有关的视觉基本功能表现为眼能分辨不同强弱的刺激光，分辨有一定时间间隔的闪光刺激，分辨不同波长的颜色光刺激和有一定空间距离的两个刺激物，同时又能通过眼球运动，使眼主动对准和扫描刺激物以形成清晰的视觉（图1-4）。视觉的这些基本功能使人们能够接受外界丰富的信息，并在此基础上形成更复杂的图形和空间知觉。

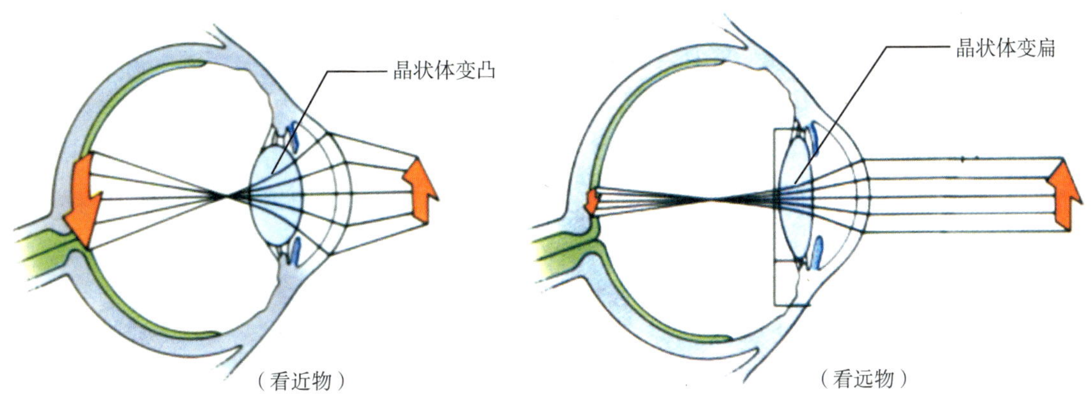

图1-4 晶状体视物变化

4.视光学及培养目标 视光学（optometry）源于物理学的分支光学（optics），属于理学学科。视光学主要研究眼的光学特性，从事屈光不正的检测和矫治，包括应用框架眼镜、角膜接触镜等来矫正屈光不正。视光学还提供初级眼保健服务，包括视力测量和常见眼病的筛查和诊治。由于视光学和眼科学发展轨迹的不同，人才培养途径的差别及服务对象的重叠，两个学科之间存在一定的冲突。在我国，视光学的培养目标是培养具备屈光学知识和屈光不正矫治能力的视光师（optometrist），而不是培养眼科医师。眼视光人员与眼科医师共同为屈光不正的患者提供服务。

三、视器解剖发展简史与生理学发展的回顾和展望

（一）视器解剖与眼科学发展简史

我国传统医学历史悠久，“疾目”最早出现在公元前14世纪武丁时代的甲骨文卜辞中。我国现存的第一部药书《神农本草经》中有眼的解剖及用药的记载。唐代眼科专著《龙树眼论》中介绍了内障术；到宋代眼科独立；明代《原机启微》是一部眼病专著；明、清时期的《审视瑶函》《目经大成》等眼病专著的内容更为丰富。

西方视器解剖始于16世纪文艺复兴时代，在17世纪发现了眼的屈光成像，18世纪有

了白内障晶状体摘除术，到了19世纪，随着解剖学、生理学等学科的发展，眼科学成为独立学科。1851年德国的Helmholtz发明了检眼镜。一些眼科学家研究了眼部调节、屈光、色觉和色盲的机制。20世纪诊治眼病的器械和方法相继问世，例如20世纪初发明了眼压计、裂隙灯显微镜，开展了角膜移植术等；20世纪50年代有了人工晶状体；20世纪60年代应用超声波进行眼部活体测量，开展了眼显微手术；20世纪70年代出现了计算机辅助的自动视野计；20世纪90年代开始在临床应用图像分析技术、超声活体显微镜、光学相干断层扫描技术等。

1949年后我国先后出版了大量有关眼科解剖、生理、药理、角膜、屈光、视网膜等多种专著，如《眼科学》《眼科全书》《中华眼科学》《中国医学百科全书·眼科学》等，与此同时，我国中医眼科事业也有很大发展，积极开展了中西医结合研究，培养了大量中西医眼科专业人才。40多年来，由于国家实行改革开放的政策，有力地促进了我国眼科学基础和临床水平的提高。目前我国已有专业工厂生产眼科显微器械、手术显微镜、人工晶状体、眼用准分子激光器、眼用超声检查仪设备等。进入21世纪，我国眼科学的国际地位得到了空前的提高。

（二）生理学发展回顾与展望

生理学是一门古老而又年轻、不断焕发新活力的科学。早在公元前，人类已经开始对生命活动现象进行了初步的观察。公元前5世纪，古希腊医生希波克拉底提出，人体是由水、火、金、土四种基本流质即热性的血液、冷性的黏液、黑胆汁（静脉血）和黄胆汁决定其生命活动的。几乎与此同时，我国第一部医学典籍《黄帝内经》问世，它对脏腑的功能已经有较详细的记录，其中一些认识至少要比外国早一千多年。至17世纪，生理学逐渐发展成为一门独立学科。18世纪以后，生理学在神经、呼吸、消化及内分泌等诸方面获得了很大的进展，它标志着实验生理学生根发芽、蓬勃生长。19世纪是生理学研究业绩昭著、发展壮大的时期。20世纪以来，借助于电子学、生物化学等其他现代科学技术的发展，生理学获得了突飞猛进的进步。特别在近二三十年来，分子生物学的崛起，促进生理学家将原有整体层面、系统层面、器官层面、细胞层面的研究迅速推进并深入分子水平的层面。传统的电生理学也积极与现代的分子生物学、大数据生物信息分析等新生技术联合，从而寻找生命现象更深层次的物质基础和功能机制。但是不管生理学采用何种方法、何种技术，研究达到何种层次，最终生理学研究必须在多层次互相整合，最后回归整体，因为机体是一个有生命的统一整体。因此，微观研究必须与宏观研究结合起来，不同层次的微观整合成不同层次的宏观，最后回归到整体的宏观上。所有的研究都必须回到回答生理学研究的基本问题：机体是怎样进行生命活动的？生命活动的表现形式和功能实现有什么特点或规律？可以预见，随着以智能化为特征的工业4.0时代的到来，新的技术、新的学科将会不断被引进和渗入生理学研究之中，给生理学带来崭新的生命活力和广阔的发展空间，未来的生理学将跨进更加辉煌的新时代。

任务2 视器解剖与其他解剖学的区别、联系及学习要求与方法

一、视器解剖与其他解剖学的区别与联系

1. 人体解剖学 是人类最古老的基础医学学科，又称系统解剖学、人体结构学、人体形态学，广义的人体解剖学还包含人体组织学和胚胎学。又可分巨视解剖学（器官的形态结构）和微视解剖学（组织细胞的形态结构），它主要用刀剖割、肉眼观察和显微镜观察的方法来研究整个人体的器官及组织细胞的形态、位置、结构，是其他解剖学的奠基学科，也是研究眼的组织结构起始、层次、毗邻、走行、分支和分布范围最重要的学科。

2. 局部解剖学 属于人体解剖学的范畴，它主要用刀剖割的方法研究人体的局部。局部解剖学是按照人体的部位，由浅入深对人体各部位结构的形态、位置及相互关系等进行描述的解剖学，也是学习视器解剖最重要的基础学科之一。如眼的局部解剖（图1–5）。

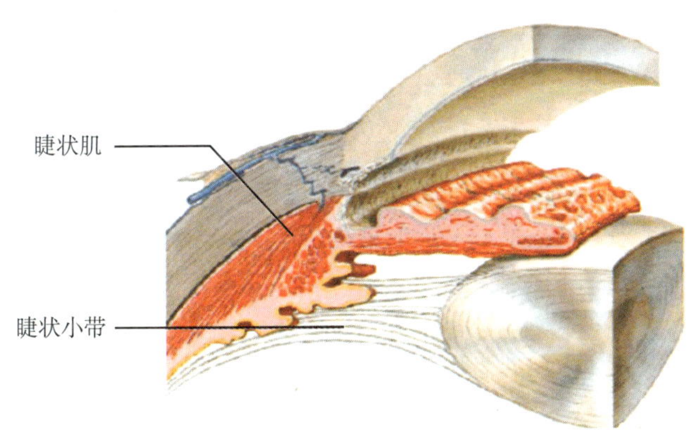

图1–5 睫状肌和睫状小带解剖示意图

3. 人体生理解剖学 是研究细胞的生理特性及构成细胞的物质的理化特性，研究各器官、系统生理活动的规律及其影响因子，研究各器官、系统的相互关系以及机体与环境之间相互联系的学科，是眼视光专业重要的基础学科。

4. 人体断面解剖学 是以尸体（corpse）为研究对象，经过不同平面的切割显示人体的断面结构、形态图（图1–6）。为医学影像解剖学识别人体结构的形态、位置、结构提供

了不同层面，包括横断面、矢状面、冠状面最精细的断面图像，是学习视器解剖最为重要的基础学科，也是对眼部病灶定位诊断的重要基础。

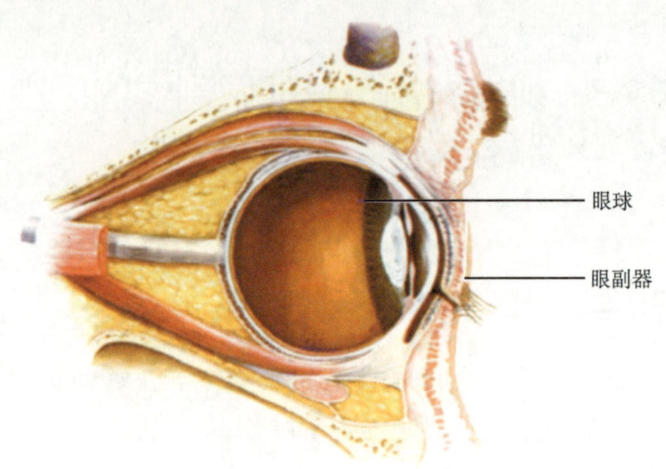

图 1-6 眼球及副器（矢状面）解剖示意图

5. **数字解剖学（digital anatomy）** 是用数字化的方式和信息处理技术研究人体结构的交叉学科，它先将人体结构数字化，再通过虚拟仿真技术，实现对人的整体、系统、器官、组织，以及细胞、分子和基因等的精确模拟，以构建不同用途的可视化模型。数字解剖学是数字化时代的产物，是解剖学这门古老学科发展创新的新途径。视器解剖属于数字解剖学的范畴。

 **知识拓展**

中国数字人

数字人技术是利用信息技术实现人体从微观到宏观的结构和机能的数字化、可视化，最终达到人体的精确模拟。与物理意义上的人体模型不同，数字化虚拟人结合了医学和计算机科学的最新成果，试图运用信息技术建立数字化的人体各个层次的计算机模型。由于横跨多个学科领域，集成了最新的科技成就，代表了最新的科技发展，因而受到了普遍的关注。

获取人体数字图像信息并建立数据集是数字解剖的基础，建造人体模型的思想在中国可以回溯到很久以前。中国是世界上人口最多的国家，随着经济的发展，与人相关的科学技术正在得到国家高技术研究发展计划的支持和重视。在第174次香山科学会议上，由计算机专家和解剖学家发起，详细讨论了在数字人研究上的合作。学者们致力于建造一个具有更高精度更完整的中国数字人，可广泛应用于人体解剖、生命科学、医学、教育、国防、航空航天、体育、汽车、影视及服装等人类活动相关领域。

中国数字人的研究内容综合运用了现代信息技术，特别是计算机图形图像技术与临床解剖学相结合，通过研究人体信息多模式集成技术，对人体信息数字化的客观规律进行科学探索，从而在不同层次上实现了人体数字化特征的描述。

在国家高技术研究发展计划（863计划）的资助下，我国建立了具有中国特色的、居世界领先水平的中国数字人。

6. 比较解剖学 通过对现代各类群动物的形态结构进行比较和分析，确立它们彼此之间的亲缘关系，从各种动物器官的形态和功能的变异和分化揭示进化的途径与规律，了解动物器官系统演化的规律。比较解剖学的研究可以追溯到16世纪。意大利Severino（1580—1656）于1645年所著的动物解剖学是动物比较解剖学最早的一部著作。法国Cuvier（1768—1832）首先根据比较解剖的研究成果，提出器官相互关系和主次隶属的规律，故被认为是比较解剖学的创始人。眼的比较解剖学通过比较不同动物的视觉器官结构，认识视觉器官的复杂结构及其生理功能，考查其异同和演化过程，进而推知动物的习性与环境、生活生存的关系。

7. 视器解剖与其他解剖学的联系 系统解剖学、局部解剖学、断面解剖学以尸体为研究对象，以切割的方法肉眼观察研究人体实体的结构形态图及断面图像。视器解剖反映的是人体结构恒定的（静态）的解剖关系。临床工作是在活体视诊下观察人体结构，一些脏器的解剖形态和毗邻关系是可以演变（动态）的。视器解剖不仅解释断层结构，还解释人体结构平面重叠的形态内容，包含不同层（切）面内厚度重叠的人体结构的内容。视器解剖的快速发展又促使系统解剖学、局部解剖学、断面解剖学的发展，视器解剖和其他解剖学既有联系，也有区别，既有共同点，也有各自的特点。它既是医学眼视光技术专业的主要专业课程，也是临床学科重要的基础学科。

二、学习视器解剖与生理的意义、要求和方法

深入透彻地理解视觉系统的结构和生理机制是学好眼视光技术专业知识和工作技能的基础。为学习其他专业课程奠定坚实的基础，对今后的学习和工作都有很好的帮助和提升。

（一）学习《视器解剖与生理》的意义

学习视器解剖与生理有非常重要的意义。首先，视觉器官是人体的重要组成部分，有些眼病会导致失明，产生严重的后果。了解视器的解剖、生理及常见疾病的防治方法，有助于预防和治疗相关眼病，因此视器解剖与生理是医学的重要内容，医学生对此都应有基

本的了解。

其次，视觉器官与全身其他系统关系密切，相互影响。很多全身疾病常有眼部的表现，例如高血压、糖尿病和血液病常有眼底的改变等。临床工作中，可以根据眼部的一些特征对其他临床学科做出正确的诊断和预后评估。因此，作为眼视光专业的专科工作人员来说，掌握基础的眼科知识有助于本专业的医疗实践。

眼视光专业学生学习视器解剖与生理的基本要求是了解眼科学的基本理论知识，掌握眼部检查方法，掌握一些常见眼病，例如外眼病、青光眼、白内障、屈光不正的预防、诊断和治疗方法，掌握急、重眼病和眼外伤的初步处理，了解其他系统疾病在眼部的表现，认识哪些眼病应当及时转诊至眼科专科医师处理，掌握眼科常用药物的使用方法。眼视光学是一门既重视理论，又非常注重实践的学科，因此除了理论学习以外，还应多实践，掌握视器解剖与生理有利于掌握各种基本眼病的诊治方法。

（二）学习视器解剖与生理的要求

1. 要体现人文精神 视器解剖所用的人体标本均来源于具有无私奉献精神的遗体捐献者，是医学生无言的老师。建议在首次解剖课前，做默哀仪式，有条件的可同时进行献花仪式。解剖过程中，要遵循人道主义精神和医学伦理的规则，自觉地尊重和爱护标本。解剖时要举止庄重，严肃认真要像在患者身上实施手术一样，精益求精，不随意破坏任何一个结构，借此养成严谨的工作作风和良好的职业风范。

2. 要珍惜动手机会 局部解剖学是临床医学专业的必修课，既是理论强化课，又是技能训练课。对医学生来说，能够亲自动手操作、实施人体解剖，机会十分难得，因此一定要重视解剖操作，珍惜每一次解剖操作机会。要不怕“脏”、不怕累、不怕异味刺激，勤动手，善观察，多动脑。要注意团结协作，加强讨论总结，充分利用人体标本，在努力学好局部解剖学理论的前提下，初步掌握与外科手术相关的操作技能。

3. 要认真做好预习 预习是保证解剖操作正确规范和提高课堂效率的必要措施。每次解剖操作之前，必须认真研读教材的文字和插图，复习有关的系统解剖学知识，对照有关解剖学图谱、解剖网站和解剖操作录像，准备好解剖器械，了解将要解剖内容的重点、难点和顺序，做到心中有数。

4. 要规范解剖操作 规范的解剖操作是保证解剖质量和学好局部解剖学的必要前提，也能为临床外科手术操作打下良好的基础。必须严格按照教师和教材规定的解剖步骤和操作要求，按层次依次进行。既要解剖清楚，暴露充分，又不可盲目切割，任意行事。

5. 要仔细观察辨认 观察和辨认解剖结构，是学习局部解剖学的关键和目的。要边解剖边观察，注意辨认，理论联系实际进行思考。

6. 要重视变异与畸形 在解剖操作过程中，往往会发现与教科书的文字描述或图谱显示有所不同的现象，会遇到文字和图谱没有反映的变异或畸形。变异是指某些结构呈现的个体差异，出现率可高可低，往往对外观和功能影响不大；畸形是指异常的形态和结构，出现率相当低，往往对外观或功能有严重影响。某些变异（如血管的起点、走行和分支类型）和畸形具有十分重要的临床意义。所以，在解剖过程中，一旦发现变异或畸形，要及时报告老师，与更多的同学一起观察，并开展讨论和研究，抓住不可多得的机会丰富自己的解剖生理学知识。

（三）学习视器解剖与生理的方法

学习视器解剖与生理要遵循人体解剖学、生理学的一般学习方法，运用正确的思维形式和学习方法有助于提高学习的效果，概括起来有以下几点。

1.理论指导实践，明确形态与生理功能相依存 视器解剖与生理开课于人体解剖学之后，本教材主要介绍眼的解剖结构、生理理论知识，再介绍视器解剖操作。对人体解剖学知识的掌握程度和对局部结构理论知识的把握，将直接影响对人体局部实际解剖和观察的效果。因此，学生必须课前预习课程、课中认真听讲，方可对人体结构有系统了解，对眼结构做到心中有数。

2.掌握解剖技能，明确解剖操作步骤 视器解剖的基本技能是解剖操作和结构观察。要做好解剖操作，必须熟悉各种解剖器械的使用方法和各种人体结构的解剖要领，要亲手操作、亲自剖割，才能观察了解人眼所在区域、器官结构的形态特点、层次配布和毗邻关系等。如果具有一定的绘画能力，能够把所解剖区域的人体结构绘制成简图，则可以增强理解记忆，提高学习效果。

3.密切联系临床，明确局部与整体相统一 视器解剖是介于基础和专业之间的桥梁课程，学习时要密切联系临床应用实际，注意推演解剖的视器结构和毗邻关系在临床工作中应用目的，达到学以致用的效果。本教材按教学任务设有“实训项目”，学生要利用好此实训项目，达到利用解剖学的具体知识去解决学习工作中的实际问题的目的。

4.培养立体思维能力，明确平面与立体相结合 断层解剖相关知识有助于深刻理解视器解剖。断层解剖可在眼的不同断面上，在保持结构于原位的状态下，显示其形态变化与位置关系，对研究器官与结构的位置、层次和毗邻具有重要价值，以求掌握其连续关系及整体结构。

5.借助新兴媒体，明确传统解剖学科与现代媒体技术相适应 将教材、标本、图谱、挂图和临床见习有机结合起来。通过网络增值服务、多媒体CAI课件、微课等媒体资料及图书馆资料等各种途径得到尽可能多的学习机会，新媒体技术和互联网已成为学习知识的重要途径和手段，推动了自主学习的开展。同时，互联网资源丰富，不但有形态结构的二维图像，还有三维和动态三维图像，对学习解剖学很有帮助。

目标检测

答案解析

一、单项选择题

1. 视器解剖与生理是研究（　）

A. 眼胚胎发育和生理生化代谢专门学科

B. 眼的正常组织结构和解剖专门学科

C. 眼的胚胎发育专门学科

D. 眼生理生化代谢专门学科

E. 眼组织解剖、胚胎发育和生理生化代谢专门学科

2. 人体生理学是研究（　）

A. 人体功能活动及其规律的科学

B. 人体各系统器官的科学

C. 细胞正常生命的功能活动现象的科学

D. 各系统、器官、细胞乃至基因分子之间的相互联系

E. 机体功能活动互相作用的科学

3. 视觉的基本特征是（　）

A. 感受外界的光刺激

B. 形成清晰的视觉

C. 分辨不同强弱的刺激光

D. 分辨有一定时间间隔的闪光刺激

E. 分辨不同波长的颜色光刺激

4. 以下关于比较解剖学，说法正确的是（　）

A. 通过对现代各类群动物的形态结构进行比较和分析，了解动物器官系统演化的规律

B. 用数字化的方式和信息处理技术研究人体结构的交叉学科

C. 研究细胞的生理特性及构成细胞的物质的理化特性

D. 按照人体的部位，由浅入深对人体各部位结构的形态、位置及相互关系等进行描述的解剖学

E. 主要用刀剖割、肉眼观察和显微镜观察的方法来研究整个人体的器官及组织细胞的形态、位置、结构等

二、思考题

1. 概述视器解剖的目的方法、生理学研究的任务。

2. 简述视器解剖、生理学发展简史。

3. 如何学好视器解剖与生理这门课程?

（刘秀平　姚志荣）

书网融合……

小结

习题

微课

项目二　眼的解剖

PPT

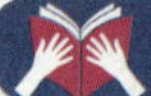
学习目标

1.掌握　眼球的组成；眼球壁各层的重要结构及作用；屈光系统的组成；房水的循环途径及作用。

2.熟悉　泪器的组成、位置及泪液的排出途径；结膜的分部及形态特点；眼球外肌的名称和作用；视路的组成。

3.了解　眼睑的组织结构；眼的动脉来源和眼的静脉回流；眼的神经支配。

4.运用所学知识分析白内障、青光眼等常见疾病，培养医者仁心和医护技的团队合作精神。

任务1　概　述

人的视觉器官由眼球、视路和眼附属器组成。眼球和视路负责视觉功能，眼附属器起保护和运动作用。视觉器官是人类感官中最重要的器官之一，大脑中大约有90%的信息都是通过眼睛获取的。眼睛能辨别不同的颜色和光线，再将这些视觉形象转变成神经信号，传送给大脑。

一、眼球

眼球由眼球壁包裹眼内容物而成。眼球壁分为外、中、内三层（图2–1）。

1.外层　由角膜、巩膜组成。前1/6为透明的角膜；其余5/6为白色的巩膜，俗称“眼白”。眼球外层起维持眼球形状和保护眼内组织的作用。角膜是眼球前部的透明部分，是接受信息的最前哨入口，稍呈椭圆形，略向前突，光线经此进入眼球。角膜前有一层泪液膜，有防止角膜干燥、保持角膜平滑和维持光学特性的作用。角膜含丰富的神经，感觉敏锐。因此，角膜除了是光线进入眼内和折射成像的主要结构外，也起保护作用，并是测定人体知觉的重要部位。巩膜为致密的胶原纤维结构，不透明，呈乳白色，质地坚韧。

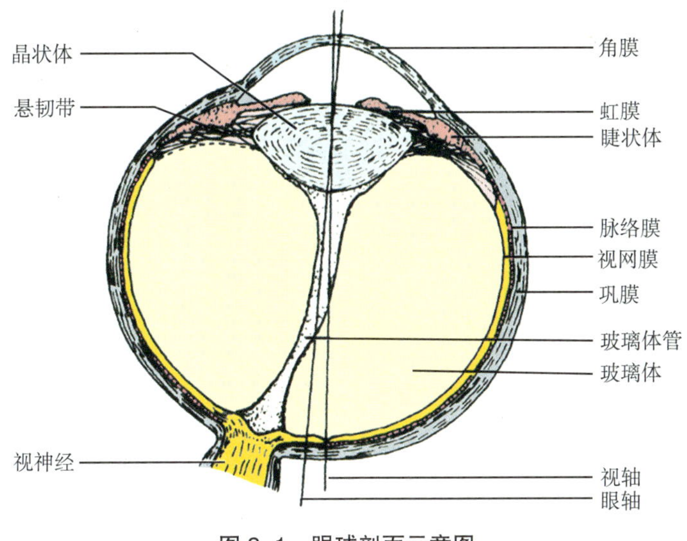

图 2-1　眼球剖面示意图

2. 中层　又称葡萄膜、色素膜，具有丰富的色素和血管，包括虹膜、睫状体和脉络膜三部分。虹膜呈环圆形，在葡萄膜的最前部分，位于晶状体前，有辐射状皱褶纹理，表面含不平的隐窝。不同种族的人，虹膜颜色不同。虹膜中央的圆孔称瞳孔。睫状体前接虹膜根部，后接脉络膜，外侧为巩膜，内侧则通过悬韧带与晶状体赤道部相连。脉络膜位于巩膜和视网膜之间。脉络膜的血液循环营养视网膜外层，其含有丰富的色素，起遮光暗房作用。

3. 内层　是一层透明的视网膜，视网膜神经节细胞发出的神经纤维构成视神经。视网膜是视觉形成的神经信息传递的第一站，具有精细的网络结构及代谢和生理功能。视网膜的视轴正对终点为黄斑中心凹。

眼内腔包括前房、后房和玻璃体腔。眼内容物包括充满前房和后方的房水、晶状体和玻璃体，三者均透明，与角膜一起共称为屈光系统。

二、视路

视神经是中枢神经系统的一部分。视网膜所得到的视觉信息，经视神经传送至大脑。视路是指从视网膜接受视信息到大脑视皮质形成视觉的整个神经冲动传递的径路，按部位不同分视神经、视交叉、视束、外侧膝状体、视放射和视皮质六部分。

三、眼附属器

眼附属器包括眼睑、结膜、泪器、眼球外肌和眼眶。

1. 眼睑　分上睑和下睑，居眼眶前口，覆盖眼球前面。上睑以眉为界，下睑与颜面皮肤相连，上、下睑间的裂隙称睑裂。两睑相连接处，分别称为内眦及外眦，内眦处有肉状隆起，称为泪阜。上、下睑缘的内侧各有一有孔的乳头状突起，称泪点，为泪小管的开口。

2. 结膜　是一层薄而透明的黏膜，覆盖在眼睑后面和眼球前面，按解剖部位可分为睑结膜、球结膜和穹窿结膜三部分。由结膜形成的囊状间隙称为结膜囊。

3. 泪器　包括分泌泪液的泪腺和排泄泪液的泪道。

4. 眼球外肌　眼球外肌共有6块，分别是上直肌、下直肌、内直肌、外直肌、上斜肌和下斜肌，司眼球的运动。

5. 眼眶　由额骨、蝶骨、筛骨、腭骨、泪骨、上颌骨和颧骨7块颅骨构成，呈稍向内、向上倾斜，四边锥形的骨窝，其口向前，尖朝后，有上、下、内、外四壁。成人眶深4~5cm，眶内除眼球、眼外肌、血管、神经、泪腺和筋膜外，各组织之间充满脂肪，起软垫作用。

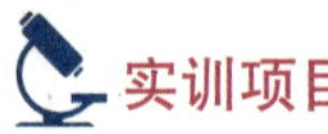

实训2-1　认识我们的眼睛

【目的】

认识眼前段结构及名称。

【实训器材】

1. 实训材料　人眼。

2. 实训工具　聚光小手电。

【实训方法与步骤】

1. 眼部正面观　辨认眼睑、睫毛、角膜、虹膜、瞳孔、巩膜前部。

2. 眼部侧面观　聚光小手电侧照，观察角膜位置。

3. 翻开下眼睑　辨认泪点、下睑结膜。

4. 翻开上眼睑　辨认上睑结膜。

【实训作业】

绘制眼部简图，标出人眼前部所见结构名称。

任务2 眼球的解剖

一、眼球壁

眼球壁分为3层：外层为纤维膜，中层为血管膜，内层为视网膜。

（一）纤维膜

纤维膜主要由胶原纤维组织构成，前1/6为透明的角膜，后5/6为乳白色的巩膜，两者移行区域称为角膜缘。

1. 角膜 此层清晰透明，位于眼球前部中央，构成眼球壁纤维膜的前1/6。由于角膜的弯曲度较眼球外壁的其他部分大，故在角膜和巩膜交界处形成一浅沟，称为巩膜沟。从眼球正面看，角膜前表面为凸面，由于其上方、下方被球结膜遮盖，使其外观略呈横的椭圆形，其直径因人而异，横径为11.5~12mm，垂直径为10.5~11mm，角膜直径小于10mm或大于13mm者为异常；从眼球内面看，角膜后表面为凹面，呈正圆形，其直径约为11.7mm。角膜的厚度各部分不同，中央部最薄，厚度约0.5mm，周边部厚度约1.0mm。

角膜曲率各部分不相同，中央瞳孔区直径4mm的圆形区可视为球形，称为光学区。各点的曲率半径差距很小，而中央区以外的角膜各点曲率半径不等。角膜前表面的曲率半径水平方向约为7.8mm，垂直方向约为7.7mm，后表面的曲率半径约为6.8mm。

角膜是眼屈光系统中最主要的部分，约占总眼球屈光力的70%。角膜前表面的屈光力为+48.80D，后表面为–5.80D，总屈光力为+43.00D。角膜的折射率为1.38，其前方是折射率为1.00的空气，后方是折射率为1.33的房水，这使角膜产生很大的屈光力。

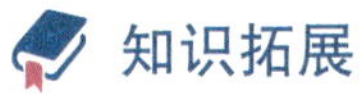

隐形眼镜与角膜塑形镜

隐形眼镜及角膜接触镜，是指戴在眼球角膜上，用以矫正视力或保护眼睛的镜片，包括硬性和软性两种。隐形眼镜不仅从外观和方便性方面给近视、远视、散光等屈光不正患者带来了很大的改善，而且能使视野宽阔、视物逼真。此外，在控制青少年近视、散光的发展，治疗特殊的眼病等方面，也发挥了特殊的功效。

角膜塑形镜全名为塑形性角膜接触镜，简称OK镜，是一种夜间配戴的隐形眼镜。由于其配戴时间由白天改为夜间，减少了白天戴镜所带来的不适，因而得到了广泛关注，其作用原理是夜间睡眠时借助于眼睑的压力作用，使角膜变平，从而减小角膜曲率，降低近视度数。由于角膜本身具有弹性，在压力解除后一定时期可反弹回原来的状态。因此，OK镜对于近视并没有治疗作用，而仅仅是暂时的矫正，停戴后近视还会反弹。

在组织学上，角膜从前到后分为5层：①上皮细胞层；②前弹力层，又称Bowman膜；③基质层；④后弹力层，又称Descemet膜；⑤内皮细胞层（图2-2）。

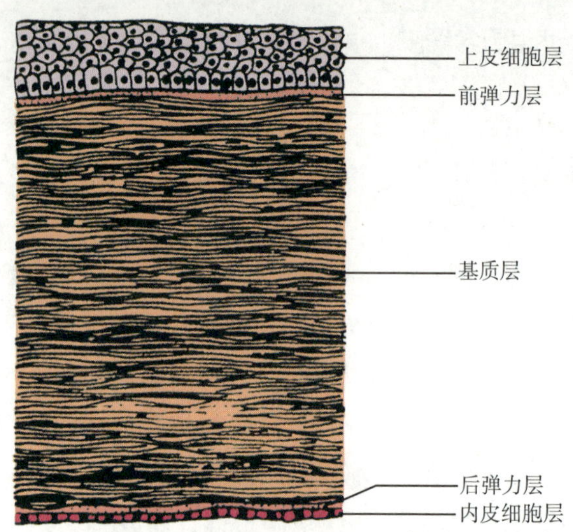

图 2-2　角膜横切面组织结构

（1）上皮细胞层　角膜上皮细胞层厚约50μm，占整个角膜厚度的10%，由5~6层细胞组成，在解剖学上与角膜缘上皮及结膜上皮相连接，但角膜上皮细胞来源于角膜缘上皮细胞。

上皮细胞层为复层上皮，细胞分为三种，即基底细胞、翼状细胞、表层细胞，在基底细胞与翼状细胞层间偶尔可见淋巴细胞及吞噬细胞。相邻的上皮细胞间通过桥粒结构紧密连接，发挥上皮的屏障作用，对维持角膜透明性起重要作用。

基底细胞在最底层，为一层排列整齐的圆柱状细胞，通过半桥粒样结构与基底膜紧密连接。基底细胞是细胞分裂的中心，靠近角膜缘的细胞层中可能分布有角膜缘干细胞，有丝分裂活动较中央区活跃，可通过移行作用覆盖上皮缺损区。中间2~3层细胞体积较大，呈多边形，侧面呈犬牙状，与相邻细胞互相交错连接，形如翼状，故称翼状细胞。表层细胞含有2~3层无角化的鳞状细胞，扁平形，核小而扁。

角膜上皮细胞具有很强的再生能力，故一些小的缺损区在24小时内即可愈合，且愈合后一般不留下痕迹。但如基底膜受到破坏，新生上皮会因无基底膜附着而容易脱落，临床上可表现为反复性上皮糜烂。角膜上皮细胞层间的感觉神经纤维末梢十分丰富，故感觉很敏锐，这对角膜的防御反应有重要意义。

（2）前弹力层 是一层透明均质薄膜，不含细胞，厚度8~14μm，是角膜浅基质层特别分化的一部分。电镜观察显示，前弹力层由胶原纤维互相交织构成，而非真正的弹力膜。前弹力层位于角膜上皮细胞基底膜之下，深层与基质层牢固连接，四周延伸至角膜缘终止。角膜周边部，前弹力层变薄，可出现细胞，甚至毛细血管。

前弹力层对机械性损伤具有较强的抵抗力，而对化学性物质的抵抗力较弱。正常角膜上皮和前弹力层构成防护屏障，对阻止致病因素进入角膜深层起一定保护作用。此层一旦被损坏，损坏部分不能再生，愈合时即由不透明的瘢痕组织所代替。

（3）基质层 是角膜各层中最厚的一层，占整个角膜厚度的90%左右，由胶原纤维、角膜细胞和细胞外基质所构成。基质层包含200~250层胶原纤维结构，即板层。角膜板层的胶原纤维的走行方向均相同，屈光指数相同，且与角膜表面平行，整齐重叠排列。胶原纤维集合成扁平的纤维束，纤维束互相连合，形成规则的纤维板，纤维板层层紧密重叠，构成实质层。前1/3基质层的纤维板层排列稍乱、后部2/3基质深层胶原纤维排列一致，故临床上行板层分离时较容易剥离。角膜板层之间存在少量的固定细胞和游走细胞。固定细胞即成纤维细胞，当其受到外伤、炎症等适当刺激后可变为纤维细胞，起到修补作用。游走细胞来自角膜缘的血管网，数量较少，受炎症刺激时则数量激增。

基质层的细胞外基质主要由胶原和氨基葡聚糖构成。基质具有较强的亲水作用，可使胶原纤维互相黏合，有助于保持角膜基质层的透明性。若间质水肿，角膜将产生混浊。基质层损伤后不能再生，由不透明纤维组织代替，从而形成瘢痕。

角膜细胞包括纤维细胞、Schwann细胞、淋巴细胞、巨噬细胞及多形核白细胞等。

（4）后弹力层 又称Descemet膜，为内皮细胞层的基底膜，位于基质层的后表面。该膜与基质层界限明显，易与相邻的基质层及内皮细胞层分离。后弹力层随年龄增长而变厚，中央较薄，周边较厚，质地均匀，在角膜缘终止于Schwalbe线。后弹力层含有较细的胶原纤维，有一定的弹性，且较坚韧，它对外伤的抵抗力较弱，但对化学物质和细菌毒素的抵抗力较强。当角膜因炎症等病变导致基质层破溃化脓时，后弹力层仍能无损，故临床可见病变区后弹力层可向前膨出。该层损伤后可再生，如有损伤撕裂为裂隙，将为内皮细胞形成新的后弹力层所修复。

（5）内皮细胞层 角膜内皮细胞层位于角膜最内层，为单层六角形细胞，高5μm，宽18~20μm，细胞核一般为椭圆形，位于细胞中央。出生以后角膜内皮细胞不再有分裂增殖能力，内皮细胞损伤后不能再生，只能依靠相邻细胞扩张和移行来填补缺损区。角膜内皮细胞密度随年龄增长而降低，出生时内皮细胞密度为3500~4000/mm^2，成人时期降至1400~2500/mm^2，在角膜移植术后，大多只保持在1000/mm^2左右，但仍可维持角膜透明。角膜内皮细胞之间通过紧密连接发挥屏障功能，从而限制房水进入角膜基质层，有助于控制角膜的含水量。临床上内皮细胞损伤后，可导致角膜水肿及上皮下水泡形成。

角膜的透明性与角膜本身的解剖学特殊性密切相关：①角膜不含血管和色素；②角膜上皮无角化，各层细胞及胶原纤维排列规整且折光指数一致；③角膜内皮细胞的屏障功能使角膜保持相对的脱水状态。

角膜的神经支配非常丰富，感觉十分敏锐。来自三叉神经眼支的感觉神经纤维，其细胞体位于三叉神经节，通过睫状长神经到达角膜缘，在此分支形成环状神经丛，支配角膜缘周围的结膜及该处的角膜上皮，在进入角膜后，神经干发出分支呈放射状分布于角膜基质层，神经纤维失去髓鞘并继续分叉，向前穿行形成上皮下神经丛，终末分支穿过前弹力膜后进入上皮细胞层。角膜感觉以中央最敏感，周边部次之。

角膜缘为角膜与巩膜的移行区形成的环带，宽1.5~2mm，上下方的角膜缘宽度大于内外侧。解剖学与临床对角膜缘的定义有所不同。从解剖学看，角膜缘的前界为前弹力层和后弹力层终端的连线；后界为一端起自巩膜突，向眼球表面作一垂直线，交汇于眼球外表面的切面。可以角膜后弹力膜止端Schwalbe线为标志作一条垂直于眼球表面的直线，将角膜缘分为前后两部：前部即前弹力层止端到Schwalbe线之间的部分，为角膜与巩膜交错的区域，在外观上相当于角膜缘的半透明蓝灰色区，此部分无房水滤过作用；后部为Schwalbe线至巩膜突之间，该部完全由巩膜组织构成，外观呈不透明的瓷白色，此部的外表面由于角膜与巩膜的曲率不同，形成一个浅沟，称为外巩膜沟，与其相应的内表面有一内巩膜沟，内含小梁网和巩膜静脉窦（又称Schlemm管）。内巩膜沟的后唇有一巩膜组织向内面形成的突起，称为巩膜突，此处为角膜缘的后界及小梁网和巩膜静脉窦的后缘。

角膜缘的上皮层为复层鳞状上皮细胞，多达10层以上，与球结膜上皮细胞相移行，在角膜缘形成呈放射状围绕角膜排列的索状结构，该结构与其间的白色巩膜界限清楚，称为Vogt栅栏。Vogt栅栏为上皮细胞向上皮下结缔组织中增生而形成的很长的上皮细胞柱，上皮细胞柱之间有结缔组织形成的乳头，内有血管与淋巴管分布，基底细胞层含有角膜缘干细胞，对于角膜上皮的更新及修复起着非常重要的作用。有色人种由于角膜缘基底细胞富含黑色素，而使Vogt栅栏区显而易见。角膜缘基底的栅栏结构增加了基底部细胞的面积，使基底细胞与基质中的血管供应更接近，有利于提供充足的营养，对上皮的再生也有着重要的意义。前弹力层与结膜的实质层及眼球筋膜鞘相延续，角膜的基质层与巩膜实质层相连。后弹力层终止于Schwalbe线，其后是小梁网。

角膜缘血管网供应角膜周边部、球结膜、巩膜上层和前部葡萄膜。来源于眼外直肌的睫状前动脉分支的终末小动脉以笔直的分支穿越结膜和角膜上皮交界处的Vogt栅栏区，终止于角膜周边部并供应血液。睫状前动脉离开直肌以后，在巩膜表面形成血管环。发出小动脉贯穿支，穿过巩膜，供养睫状肌和前葡萄膜。巩膜内静脉和巩膜深血管丛纳入上巩膜静脉。房水集合管可汇入巩膜深静脉，也可与房水静脉汇合。

泪膜在解剖上既不属于角膜，也不属于结膜，但其对于眼表正常解剖结构和生理功能的维持起着重要的作用。泪液通过瞬目运动在眼球表面形成泪膜，覆盖于角膜和结膜上皮之上。泪膜厚7~10nm，共由3层构成：表层为脂质层，由睑板腺分泌产生，有延缓泪膜蒸发的功效；中层为浆液层，占泪膜厚度的99%，由泪腺或副泪腺分泌，主要含有水、蛋白质、溶菌酶、电解质及代谢产物等，其作用是使氧弥散到角膜组织；内层为黏液层，主要由眼表上皮细胞（包括非杯状细胞和结膜杯状细胞）所分泌，主要成分是黏蛋白，其作用是稳固泪膜与疏水性角结膜表面的连接，使泪液均匀涂布。

2. 巩膜　占眼球壁外层的后5/6，由致密交错的纤维组织构成，质地坚韧，起保护眼球内容物和维持眼球外形的作用。巩膜外观呈瓷白色，不透明，儿童由于巩膜较薄透见葡萄膜的色素而呈淡蓝色。巩膜前方与角膜相接，后部在视神经穿出眼球处，形成一漏斗状短管，短管内1/3部分形成网眼状纤维结构，称巩膜筛板，视神经纤维穿过筛板的小孔后穿出眼球，外2/3部分与视神经鞘的硬脑膜相移行。巩膜表面被一层结缔组织膜眼球筋膜鞘包裹，并通过很多纤细的结缔组织相连，两者之间形成一个组织间隙，称为巩膜上腔。巩膜内面是脉络膜，巩膜前方又被球结膜所覆盖，并于角膜缘处三者密切结合。

巩膜中有很多神经与血管穿过。后部在视神经周围，有睫状后长动脉、睫状后短动脉和神经穿入；中部在赤道部后4~6mm处有涡静脉穿出巩膜，它们在巩膜内的行程很长；前部距角膜缘2~4mm处有睫状前动脉、睫状前静脉穿过眼球，它们在巩膜内的行程最短。

巩膜的厚度因部位而有不同，后极部最厚约1.0mm，向前逐渐变薄，赤道部为0.4~0.6mm，各直肌附着处最薄，仅为0.3mm，自此向前，巩膜厚度逐渐增加，近角膜缘处，巩膜厚度为0.8mm。角膜缘和筛板以及眼外肌止端附着处是巩膜壁最薄弱的部分，眼球钝挫伤时常于角膜缘或眼外肌止端附着处发生破裂，眼内压长期升高时，筛板可向后移位，出现视盘凹陷。正常筛板的硬度和韧性存在个体差异，临床上眼压升高造成视盘凹陷的程度可不同。

巩膜的组织结构从外向内分为3层：巩膜上层、巩膜实质层和棕黑层。

（1）巩膜上层　为一层覆盖巩膜表面的疏松结缔组织，表面与眼球筋膜的疏松纤维组织相连接，深部与巩膜实质层相融合，前部与球结膜连接，向眼球后部移行时逐渐变薄。巩膜上层含有丰富的血管，炎症反应时可发生血管扩张，出现在角膜缘区的毛细血管扩张称“睫状充血”。巩膜上层还富含感觉神经纤维，故巩膜外层炎时常有疼痛。

（2）巩膜实质层　由致密的纤维组织构成，基本不含血管。纤维组织含有大量弹性纤维，弹力随年龄的增长而加强，到老年则逐渐减弱。巩膜实质层胶原纤维束的排列及走行均不规则，在角膜周围近角膜缘处及视神经出口处呈环形排列，其他部位则主要平行于眼球子午线方向，表面接近平行排列，内面则互相交错。巩膜的胶原纤维束粗细不等，排列不规则，且缺少角膜基质中亲水性的氨基葡聚糖物质，导致了巩膜的不透明性。

（3）棕黑层　是巩膜的最内层，此层纤维束较细小，并含有很多弹性纤维及大量色素细胞，从而使巩膜内面呈淡棕色。此层组织的最内面有一层内皮细胞覆盖，它与脉络膜外表面之间存在一潜在的腔隙，称为脉络膜上腔。棕黑层的纤维束分支与脉络膜上腔及睫状体上腔的纤维束相连接，致使巩膜与脉络膜及睫状体之间分界不明显。

巩膜的血管很少，仅分布于巩膜上层。在直肌附着处之后，巩膜由来自睫状后长动脉、睫状后短动脉的一些小分支供血；在直肌附着处之前，睫状前动脉构成致密的巩膜上层血管丛，此血管网可分为上巩膜浅层血管丛和上巩膜深层血管丛。此外，角膜缘附近有动脉、静脉之间形成的角膜缘血管袢，视神经出口处有视神经动脉环，即Zinn-Haller动脉环。

巩膜受睫状神经（三叉神经眼支）支配。巩膜后部受睫状后短神经支配，睫状后长神经在视神经周围穿入巩膜，支配前部巩膜。

（二）血管膜

血管膜又称葡萄膜、色素膜，富含黑色素和血管，由前向后分为虹膜、睫状体和脉络膜三部分。

1.虹膜　是位于最前部的葡萄膜组织，为一圆盘状的色素隔膜，中央有一圆形小孔，称瞳孔。虹膜周边附着于睫状体的前缘，称为虹膜根部，向中央延伸到晶状体前，将晶状体与角膜之间的空间分为前房和后房。瞳孔大小可随光线强弱变化，正常情况下瞳孔直径2.5~4mm。虹膜的颜色与虹膜内所含色素的多少有关。虹膜的前表面（图2-3）由于血管在实质内呈放射状排列而形成许多凹凸不平的皱褶，称为虹膜纹理和隐窝。

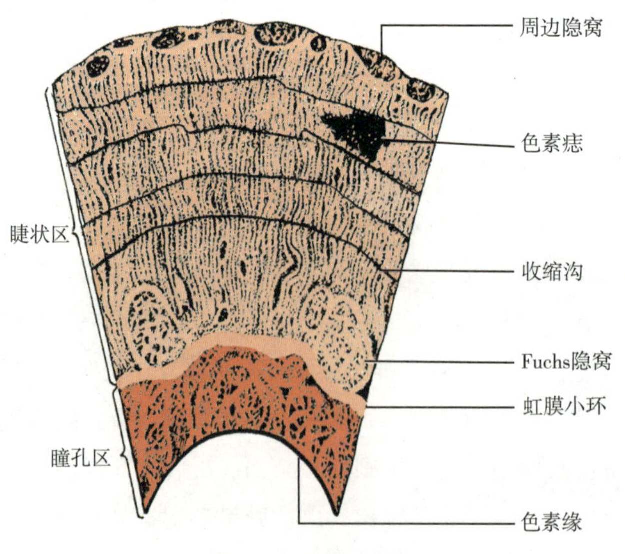

图2-3　虹膜前表面

近瞳孔缘约2mm处有一环形锯齿状隆起的线，称为虹膜卷缩轮，又称虹膜小环。虹膜卷缩轮将虹膜前表面分为中央的瞳孔区和周边的睫状区。虹膜于虹膜小环处最厚，向内达瞳孔缘变薄，向外至虹膜根部为最薄，故眼球挫伤时易发生虹膜根部离断。虹膜小环附近可见大小不规则的陷凹，称为虹膜陷窝或Fuchs隐窝。睫状区内有许多放射状隆起，此为虹膜血管走行的路径。虹膜瞳孔缘的后面与晶状体紧贴而受支持，当晶状体位置异常或被摘除后，虹膜可因失去依托而发生震颤。

虹膜的组织结构主要由前面的实质层和后面的色素上皮层构成。

（1）实质层　由富含血管的疏松结缔组织构成，内含黑色素细胞、血管和神经。瞳孔括约肌和瞳孔开大肌也分布于此层。实质层内的胶原纤维排列较疏松，没有弹力纤维，但形成结缔组织修补缺损的能力很低。实质层内色素细胞内的色素含量因年龄和种族不用而有所差异，并决定虹膜的颜色。白种人所含色素甚少，故呈浅蓝色；黄种人和黑种人虹膜含色素较多，故呈棕褐色。虹膜表面隐窝与虹膜内结缔组织之间的间隙相连通，可以吸收少量房水。

瞳孔括约肌位于虹膜实质的深层近瞳孔缘处，肌纤维呈环形走向，宽0.5~1mm，收缩时可使瞳孔缩小，受动眼神经的副交感纤维支配。瞳孔括约肌的各部借血管和放射状结缔组织束与邻近组织紧密相连，故此肌被剪去一小段后，瞳孔仍保留部分缩小能力，仍可出现对光反射。瞳孔开大肌则位于虹膜深层紧贴色素上皮层处，肌纤维呈放射状排列，从虹膜根部一直延伸到瞳孔缘，收缩时瞳孔变大，受交感神经支配。正常情况下，瞳孔括约肌与瞳孔开大肌协同控制瞳孔的大小。

（2）色素上皮层　位于虹膜的内面，向后与睫状体的色素上皮层相连。此层包括两层上皮细胞，分别称为前层上皮细胞和后层上皮细胞。两层细胞之间在胚胎时期存在一潜在的间隙，故连接不是很紧密，容易分离或充满液体。两层细胞均含有致密黑色素，故虹膜后面呈现黑色。前层色素上皮与虹膜实质层相接，并分化出平滑肌纤维，汇成瞳孔开大肌；后层色素上皮面向后房，可在瞳孔缘处向前延伸而使瞳孔缘出现一条黑边，称为色素膜外翻或瞳孔领，可为生理性或病理性改变。

虹膜的动脉位于实质层内，呈放射状排列。虹膜根部和睫状体前部有一粗大的血管环，称为虹膜动脉大环，该血管环由睫状后长动脉和来自4条眼外直肌的睫状前动脉交汇而成。虹膜动脉大环从虹膜周边发出放射状分支走向中央，在瞳孔卷缩轮处发出许多小支并改变方向呈环形走行，形成虹膜动脉小环。虹膜血管的血管壁相对较厚，内皮细胞紧密连接在一起，所以虹膜血管的渗透性较低。

虹膜受睫状长神经、睫状短神经的支配。睫状长神经含有来自三叉神经眼支的感觉神经纤维，还含有来自上颈交感神经节的节后交感神经纤维，后者支配瞳孔开大肌和血管的舒缩运动。睫状短神经含有来自动眼神经的副交感神经节后纤维，支配瞳孔括约肌。

2.睫状体 睫状体位于葡萄膜的中部，为一宽6~7mm的环状组织，其前缘与虹膜根部相连，后部和脉络膜连接处呈锯齿状，称锯齿缘，两者之间以其为分界标志（图2-4）。

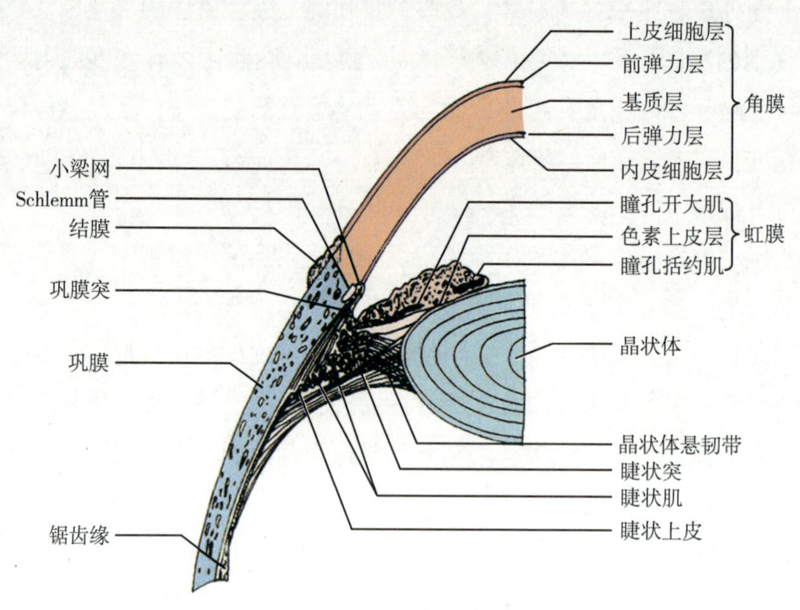

图2-4 眼球前部径向切面

睫状体的横切面略呈三角形，顶端向后延伸指向锯齿缘，基底部指向虹膜，前外侧角附着于巩膜突。睫状体由前部1/3较为肥厚的睫状冠和后部2/3薄而平坦的扁平部构成。睫状冠宽度约2mm，血管较丰富，内表面有70~80个大小不等的纵行嵴状隆起，称为睫状突，可使房水分泌细胞表面积大大增加。在睫状突之间的间隙中，有晶状体悬韧带的纤维附着在睫状冠的表面。从睫状冠向后延伸至锯齿缘之前的部分表面光滑、平坦，称为平坦部，宽度约4mm。

睫状体在不同方位，其宽度不一，一般在颞侧宽为6.7mm，鼻侧宽为5.9mm。在眼球的外表面，睫状体的前界为角膜缘后1.5mm，睫状冠在角膜缘后2~3mm，扁平部在角膜缘后3.5~6.0mm，鼻侧稍前，颞侧稍偏后。睫状体平坦部是一个重要的解剖结构，此处血管相对较少，从此处做玻璃体切割手术切口可避免出血、损伤晶状体和视网膜。因此，熟悉睫状体的解剖定位对后段手术很重要。

睫状体的组织结构从外向内分为睫状肌、基质层和睫状上皮层。

（1）睫状肌 是睫状体最厚的结构，由平滑肌纤维构成，在横切面上呈三角形，基底朝前，顶端向后。依其肌纤维走向的不同，可将其分为：①纵行纤维，位于最外层，前端附着于巩膜突以至小梁网，后部止于脉络膜实质层，肌束平行排列；②放射状纤维，位于睫状体的中部，肌纤维向内向后呈放射状排列，似扇形；③环行纤维，位于最内层，于睫状体的晶状体边缘附近，行于角膜缘，呈环形走向。

睫状肌受副交感神经支配，收缩时主要依靠纵行和环行肌的收缩，一方面，将睫状体拉向前、向内，使晶状体悬韧带松弛，晶状体弹性回缩、变圆变厚，屈光力增加，发挥节作用以看清近物；另一方面，使脉络膜前部前移，同时把巩膜突向后拉，使前房角和小梁网开放，有利于房水引流。

（2）基质层　为富含血管的疏松结缔组织。此层内的血管有睫状动脉、睫状静脉和毛细血管网，基质层的基底部有虹膜动脉大环。睫状突是睫状体血管层的突起形成的，其内含有丰富的毛细血管网，睫状肌不参与睫状突的构成。

（3）睫状上皮层　该层覆盖睫状体内表面，由两层细胞构成，外层为色素上皮细胞，内层为无色素上皮细胞。色素上皮细胞是视网膜色素上皮细胞层的延续部分，是由柱状上皮细胞所形成的单层细胞，内含大量色素细胞；无色素上皮细胞为视网膜神经上皮层的延续，由单层立方上皮细胞构成，不含色素细胞，该层细胞有分泌房水的作用。两层细胞呈顶部相对排列，色素上皮细胞和其基底膜面向基质层，无色素上皮细胞和其基底膜朝向眼球内部。无色素上皮细胞与色素上皮细胞的连接关系较为牢固。

电子显微镜下见无色素细胞底部和侧面胞膜有很多广泛的皱褶，与邻近细胞的胞膜相互交错；细胞质内有高度发达的高尔基体及丰富的粗面内质网和滑面内质网，还有很多线粒体，其超微结构与上皮细胞非常类似。血－房水屏障由无色素上皮细胞近顶端的细胞紧密连接构成。色素细胞胞质内充满了大量的黑色素颗粒，含有一个小高尔基体和丰富的线粒体，基底部胞膜有显著的内褶，提示这种细胞参与离子的转运。睫状体上皮细胞层内的这两层细胞结构提示，这两层细胞的活动是相互协调的。

睫状体的动脉位于基质层内，主要为虹膜动脉大环。睫状肌由来源于动眼神经的副交感神经节后纤维支配，这些神经纤维通过睫状短神经到达睫状肌。

睫状体与晶状体的悬挂和调节有关。睫状突的前表面产生房水；后表面朝向玻璃体，可分泌糖胺聚糖进入玻璃体。

3.脉络膜　为葡萄膜的后部，是一个色素丰富的棕黑色血管性结构。它位于巩膜和视网膜之间，其前界起于锯齿缘，后部止于视盘周围。脉络膜由于主要由血管组成，故其厚度随血管充盈程度而有很大差异，一般在黄斑部最厚，约为0.22mm，前部较薄，约0.1mm。脉络膜内面借光滑的玻璃膜与视网膜的色素上皮层紧密联系，外侧面与巩膜之间有一潜在的腔隙，称为脉络膜上腔，外侧面借助于此腔与巩膜棕黑层相连，在此腔隙有睫状长动脉、睫状短动脉、睫状长神经、睫状短神经通过，还有一些疏松结缔组织形成的纤维薄板填充于其中。脉络膜是眼部血管最丰富的组织，为视网膜外层和黄斑区提供血液。由于血管丰富，因而容易受到一些全身系统性疾病及血管性疾病的影响。

脉络膜的组织结构从外向内分为两层：血管层和Bruch膜。

（1）血管层　由疏松结缔组织构成，包括3个血管层，但无明显分界。大血管层又称为Haller血管层，位于脉络膜的外层；中血管层又称Sattler层，与大血管层无明显分界，仅血管渐渐变小；毛细血管层为一层由单层内皮细胞构成的密集的毛细血管网，供应视网膜外层及黄斑部的营养。毛细血管的管腔较其他部位毛细血管网管腔大，血流速度也是人体中最快的。此层除血管外，还含有黑色素细胞、弹性纤维、平滑肌等。此层的动脉主要是睫状后短动脉，静脉汇入4~5条涡静脉，穿出巩膜后汇入眼上下静脉。

（2）Bruch膜　为脉络膜最内层，为一层均质性透明玻璃样薄膜，厚2~4μm，该膜在周边部较薄，在后极部较厚。在电镜下观察，Bruch膜由外向内由不同成分的5层构成：①脉络膜毛细血管基底膜；②外胶原纤维层；③弹力纤维层；④内胶原纤维层；⑤视网膜色素上皮基底膜。

脉络膜的血液供应很丰富，但与正常血管不同，其动脉不与静脉伴行。眼动脉分为睫状后长动脉、睫状后短动脉。脉络膜的血供主要来源于睫状后动脉，还有一些来源于睫状前动脉。脉络膜的静脉血主要通过涡静脉系统，穿过巩膜注入眼静脉。

脉络膜由睫状长神经、睫状短神经支配。睫状长神经、睫状短神经于脉络膜上腔内走行，沿途发出分支到脉络膜构成神经丛。脉络膜血管受来自睫状后短神经的自主神经支配。

脉络膜的主要功能是营养视网膜外层组织；脉络膜内含有大量色素细胞，可吸收穿过视网膜的过量光线，防止光线在眼内反射，并起暗房作用。此外，脉络膜通过血管内血流量的变化，可调节与视网膜之间的热量交换。

（三）视网膜

视网膜位于眼球壁的最内层，为一层由神经组织构成的薄膜。其向前延伸并覆盖睫状体和虹膜后表面，后界为视盘周围，外侧与脉络膜的Bruch膜相连接，内侧包绕玻璃体。视网膜为一透明膜，活体视网膜因血流及视杆细胞内视紫红质的影响而显红色。视盘附近的视网膜较厚，约为0.56mm，锯齿缘处视网膜较薄，仅为0.1mm，中心凹处视网膜最薄。视网膜在两处附着较紧，一处为视盘周围，另一处为锯齿缘。

视网膜可分为感光部和非感光部两部分。从视神经向前延伸至锯齿缘之间的视网膜可感受光线的刺激，称为感光部，也称视网膜视部；从锯齿缘处向前延伸并覆盖睫状体和虹膜后表面部分的视网膜不含神经组织，不能感受光线的刺激，因而称为非感光部，也称视网膜盲部。

眼球后极鼻侧约3.0mm处有一直径约1.5mm、边界清楚的盘状结构，称为视盘或视神经乳头，是视网膜神经纤维汇集穿出眼球壁的部位，也是视网膜中央动脉、静脉出入的地方。视盘呈圆形或竖卵圆形，垂直径略大于水平径，呈淡粉红色，其中央有一小凹，称为视杯或生理凹陷。视杯色泽稍淡，凹陷部隐约可见暗灰色小点，为巩膜筛孔。视杯的位置、形状、大小和深度有个体差异。正常眼视杯的大小与视盘的面积有关，即视盘越大，视杯也越大。临床上经常需要估算视杯与视盘的直径比值（C/D），正常人C/D多在0.3以下，若超过0.6或两眼C/D相差超过0.2，则应行青光眼排除检查。视盘处有大量视神经纤维通过，但没有视细胞，故无感受光线刺激的能力，称为生理性盲点。视盘中心有视网膜中央动脉、静脉伴行穿过，分为鼻上、鼻下、颞上和颞下4支，分布于视网膜内，供应视网膜内层的营养（图2–5）。

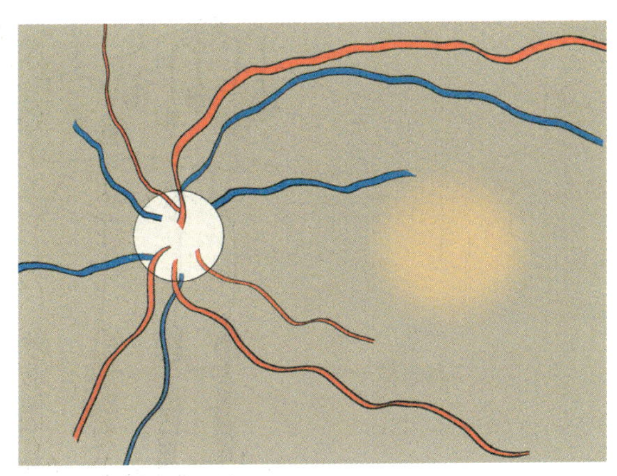

图2–5　眼底（左眼）

在视网膜后极部，视盘颞侧约3mm处有一直径约5mm的椭圆形浅凹陷区，色泽淡黄，称为黄斑。黄斑中央有一小凹，称为中心凹，位于视盘颞侧缘外3.5~4mm处略偏下，此处是视力最敏锐的区域。在眼底镜检查时可见中心凹有一针尖大小的反光点，称为中心凹反射。黄斑部无视网膜血管分布，且高度透明，此处的视网膜极薄，中心凹的底部只有视锥细胞，且密度最高，每个细胞与相连的双极细胞和神经节细胞是一对一的传导方式，所以中心凹是视觉最敏锐、分辨颜色能力最强的部位。

视网膜的组织由色素上皮层和神经感觉层组成，两者均来源于胚胎时期的神经外胚层。色素上皮层由胚胎视杯的外层发育而成，神经感觉层则来源于胚胎视杯的内层。

从组织学结构上，可将视网膜从外向内分为10层（图2–6），依次为：①色素上皮层；②视杆视锥细胞层；③外界膜；④外颗粒层（外核层）；⑤外丛状层；⑥内颗粒层（内核层）；⑦内丛状层；⑧神经节细胞层；⑨神经纤维层；⑩内界膜。其中，第2~10层构成神经感觉层。

1.视网膜色素上皮层　位于视网膜的最外层，由单层排列整齐的六角形细胞组成，细胞核位于胞质底部，其胞质内充满色素颗粒，主要分布在细胞的顶部和中段，顶部朝着视杆细胞、视锥细胞的方向发出许多微绒毛，可伸入视杆细胞和视锥细胞之间。黄斑部色素上皮细胞较窄而高，故此处颜色较深，在锯齿缘部的细胞则体积较大，且排列紊乱。色素上皮细胞之间以及色素上皮层与神经上皮层之间由酸性黏多糖填充。色素细胞之间的紧密连接参与构成了血–视网膜屏障，可阻止大分子物质进入视网膜。视网膜色素上皮层和神经上皮层之间有一潜在的间隙，视网膜脱离时色素上皮层和神经上皮层常从此处分离。

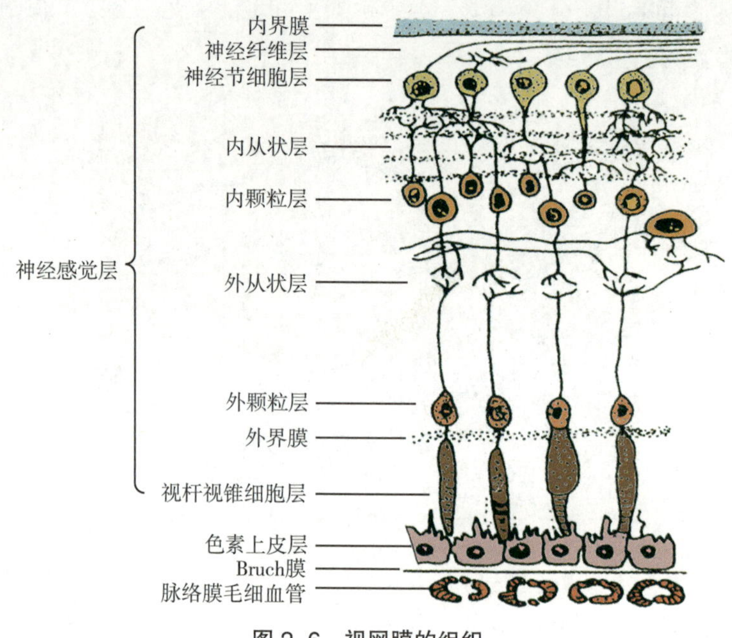

图 2–6　视网膜的组织

视网膜色素上皮细胞可以吸收光线，保护视锥细胞、视杆细胞，还能储存维生素A，参与视紫红质的形成。顶部微绒毛可吞噬脱落的视细胞的外节膜盘末端，与视细胞的代谢相关。

2.神经感觉层

（1）视杆、视锥细胞层　视杆细胞和视锥细胞是视觉感受器，可以感受光线的刺激。视杆细胞感弱光，视锥细胞感强光和色觉。视杆细胞较多，约有1.25亿个，而视锥细胞约为700万个。视杆细胞和视锥细胞的分布部位不同，视杆细胞从距中心凹0.13mm处开始出现，距中心凹5~6mm处最多，再往周边逐渐减少；视锥细胞主要分布在黄斑部，在距中心凹10mm处开始迅速减少，视网膜周边部很少。中心凹处没有视杆细胞，只有视锥细胞。每一视锥细胞或视杆细胞都有内节和外节，只有外节可以感光，视杆细胞的外节呈圆柱状，而视锥细胞的外节呈圆锥状，因而得名。

视杆细胞的外节由600~1000个扁平膜盘似一叠硬币般互相堆叠而成。含有视紫红质的微小颗粒位于膜盘的膜内。视杆细胞外节膜盘不断脱落更新，被色素上皮细胞吞噬。视锥细胞结构与视杆细胞相似，但外节较短，底部比视杆细胞宽，尖端较细，视锥细胞内不含有视紫红质，但含有视紫蓝质，也位于膜盘的膜内。与视杆细胞不同的是，视锥细胞膜盘与外部的胞膜相延续，视锥细胞的外节不会被色素上皮细胞所吞噬（图2–7）。

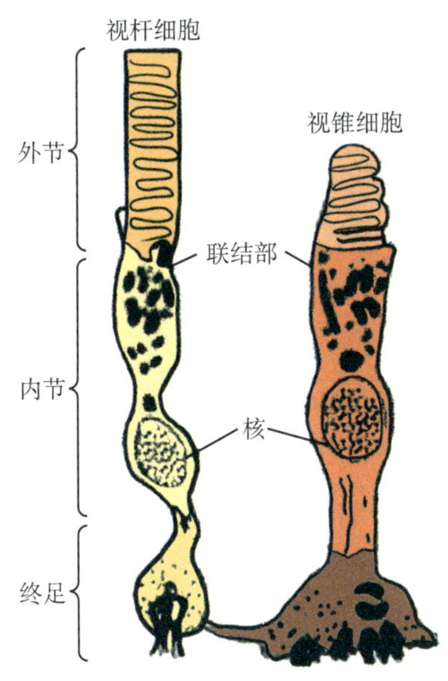

图 2–7　视细胞结构

（2）外界膜　为一层薄网状膜，从视盘开始，延伸至锯齿缘。视杆细胞、视锥细胞从其中穿过，形成大小不一的网眼。该层是由邻近的光感受器和Muller细胞结合所形成的，因此外界膜并不是一层真正意义上的膜。

（3）外颗粒层　由视杆细胞和视锥细胞的细胞核构成。通常有多层细胞核，视杆细胞核较小，呈圆形或椭圆形，视锥细胞核较大，呈椭圆形。视网膜各处外颗粒层厚度不一，视盘附近外颗粒层较薄，至黄斑方向，细胞核层次增多，近中心凹处该层最厚，约有10层细胞核，均为视锥细胞核。

（4）外丛状层　由光感受器视杆细胞和视锥细胞的轴突与双极细胞的树突吻合形成，参与这层的还有水平细胞的突起及Muller细胞的突起。外丛状层在黄斑部最厚，到周边部变薄。这是由于黄斑部的锥体细胞纤维呈倾斜走向，在中心凹处几乎与视网膜平行，呈放射状外观。黄斑部的外丛状层也称Henle纤维层，是黄斑囊样水肿花瓣样外观和黄斑星芒状渗出的解剖基础。光感受器越到视网膜周边越少，所以外丛状层到周边部变薄。

（5）内颗粒层　由水平细胞、双极细胞、Muller细胞及无长突细胞的细胞体等层次排列组成。无长突细胞位于此层细胞的外侧；双极细胞为此层的主要成分，位于中间层；水平细胞位于此层的内侧；Muller细胞则穿插在这些细胞核之间。双极细胞连接视锥细胞、视杆细胞和神经节细胞，是视觉传导通路的第二级神经元，双极细胞可与数个视细胞相连，但在黄斑区，一个双极细胞只与一个视锥细胞和一个神经节细胞相连。水平细胞属于多极细胞，其细胞突起较长，且走行方向与视网膜表面相平行。无长突细胞因无轴突而得名。此两种细胞均为横向联系的中间神经元，它们与光感受器细胞、双极细胞、神经节细胞均有广泛联系，对于视觉信息的整合起着重要作用。Muller细胞较大，细胞核呈狭长形，对其周围的神经细胞起支持、营养和绝缘的作用。

（6）内丛状层　主要由双极细胞的轴突与神经节细胞的树突组成，还有无长突细胞的胞突、Muller细胞纤维、视网膜血管分支等。

（7）神经节细胞层　主要由神经节细胞的胞体组成，还含有一些神经胶质细胞、Muller细胞、视网膜血管的分支等。视网膜的神经节细胞一般为单层，接近黄斑区时，神经节细胞层数可增至10层，然后逐渐减少，到中心凹处消失。神经节细胞比较大，圆形或卵圆形。视网膜周边多为大的神经节细胞，黄斑区则以小型神经节细胞为多，小型的节细胞只与一个双极细胞、一个视锥细胞连接，而大的节细胞则与多个双极细胞、多个视锥细胞和视杆细胞相连。神经节细胞的轴突没有髓鞘，轴突成直角弯曲离开视网膜会聚于视盘处，构成视神经。从筛板以后，神经纤维变为有髓神经纤维。

（8）神经纤维层　主要由神经节细胞的轴突所组成，还有Muller纤维、神经胶质细胞和视网膜血管等。由神经节细胞发出的神经纤维排列成束，与视网膜表面平行，向视盘会聚形成视神经。视神经周围的神经纤维层最厚，视网膜周边部较薄。黄斑部纤维直达视盘颞侧，颞侧起源的纤维绕过黄斑再分别从上下进入视盘，鼻侧上下部的纤维直趋视盘。

（9）内界膜　为位于视网膜内面和玻璃体表面的一层薄膜，为Muller纤维终止于玻璃体后界膜所致。此膜为无细胞性膜，厚1~2μm。

视网膜的血液供应有两个来源：视网膜的外5层由脉络膜毛细血管供血，视网膜的内5层由视网膜中央动脉供血，这两个供血系统缺一不可。视网膜中央动脉是供应视网膜内层的主要血管，属终末动脉。少数人后极部视网膜还由睫状后短动脉发出的睫状视网膜动脉供应。视网膜中央动脉从眼动脉发出后，于眼球后9~11mm处穿入视神经中央，被交感神经丛环绕并由视网膜中央静脉伴行，穿过筛板进入眼球，从视盘穿出后再分为鼻上、鼻下、颞上和颞下4支，分布于视网膜内。视网膜中央动脉的分支在内界膜下的神经纤维层内走行，分布于视网膜内5层的不同层次，在视网膜的表面和深层形成毛细血管网。毛细血管网在黄斑区最密集，但中心凹处为一无血管区。视网膜动脉接受交感神经节后纤维的支配。

睫状后短动脉在视神经周围穿进巩膜，在视盘四周的巩膜内形成一个吻合的血管环，称为视神经动脉环，又称为Zinn-Haller动脉环。筛板和筛板前的视神经的血供由此环提供，此环与视网膜中央动脉之间有很多细小的吻合支。视盘表面的神经纤维层则由视网膜中央动脉供应。

二、眼球内容物

眼球内容物包括房水、晶状体和玻璃体。它们与角膜一起共同组成了眼球的透明屈光系统，对于维持正常视力起着重要作用。

（一）前房与后房

1. 前房　前房为角膜与虹膜、晶状体之间的一个空间，内充满房水。其前界是角膜的后面和一小部分巩膜，后界为虹膜前表面、睫状体的一部分及瞳孔区晶状体的前表面。前房里充满房水，容积约为0.2ml。前房中央部较深，为2.5~3mm，向周边逐渐变浅，近视眼前房较深，远视眼前房则较浅。

前房的周边部分是由角膜缘后面和虹膜根部前面构成的隐窝，称为前房角（图2–8）。

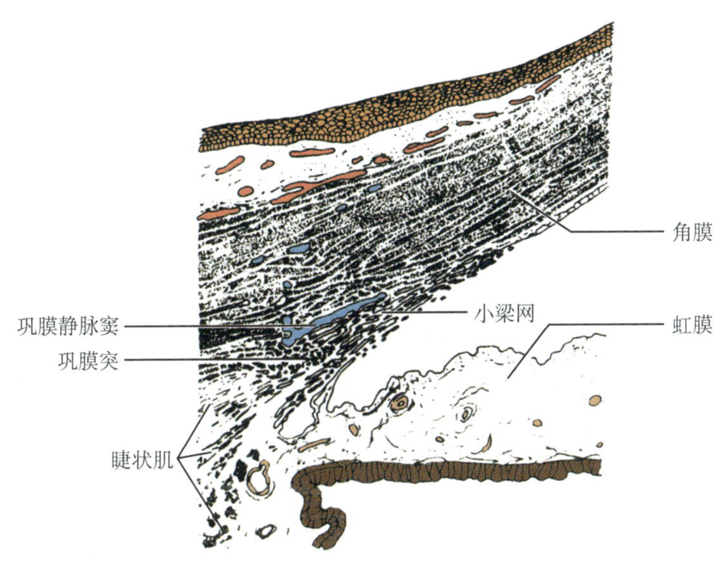

图 2–8　前房角

前房角的前外侧壁为角膜缘，后壁内侧壁为虹膜根部和睫状体的前端，两壁相互移行，组成前房角，略呈钝圆形，故非真正的几何角。前房角的前外侧壁后部的内巩膜沟中包藏小梁网和巩膜静脉窦，是房水引流的重要通道，与青光眼的发生密切相关。

前房角的前界线，也是小梁网的前界，为角膜后弹力层的终止端，即Schwalbe线，后界为巩膜突，此处为小梁网后缘的巩膜组织向内面突出的部分，巩膜突形成向后凹陷的内巩膜沟，Schlemm管即位于此沟内。小梁网的大部分纤维及睫状肌的部分肌纤维嵌在巩膜突中，故睫状体的活动可通过巩膜突影响小梁网，从而影响房水引流。前房角镜检查可见色素小梁起始于虹膜，跨越前房角，终止于巩膜突部位，也有一部分终止于小梁网的中部，状如梳齿，故名梳状韧带，又名虹膜突，可见于大多数成人。

小梁网位于内巩膜沟、Schwalbe线与巩膜突之间，构成Schlemm管的内侧壁，其切面呈三角形，三角形的尖端附着于Schwalbe线，基底部与巩膜突相接。小梁网为一疏松海绵样网状结构，前部的小梁网为3~5层，到后部增至15~20层，这种网架结构构成丰富的间隙和网眼，可以允许房水通过，且不可反流。小梁的中轴核心由胶原纤维和弹力纤维构成，外被覆单层内皮细胞，即小梁细胞。小梁网从内向外可分为葡萄膜小梁、角巩膜小梁和邻管区。葡萄膜小梁在最内层，小梁排列疏松而不规则，网眼间隙较大，多呈椭圆形；角巩膜小梁占小梁网的大部分，此部分小梁呈放射状，前端较窄，有4~5层，向后则层次逐渐增加，到巩膜突附近时增至15~20层，其网眼较圆而小；邻管区为一紧邻Schlemm管内皮细胞的薄层结构。

大部分房水引流是从前房穿过小梁网间隙进入巩膜静脉窦，房水引流的阻力主要位于小梁网，小梁网的网眼间隙自内层葡萄膜小梁向外层邻管区逐渐变小，因此邻管区的房水流出阻力最大。小梁网的细胞可以通过改变形状，改变网眼的大小，从而调整通过小梁网的房水排出速度。如临床上小梁硬化、变性或小梁网阻塞，均可影响房水排出而引起眼压升高，导致青光眼。

巩膜静脉窦是一个包绕小梁网、有内皮细胞衬里的环形管道。位于内巩膜沟的后部，后侧为巩膜突，外侧与上方为角膜缘的巩膜胶原纤维。切面略呈三角形，其功能为集纳排出的房水。巩膜静脉窦内侧壁与小梁网邻管区相毗邻，其管壁很薄，由一层内皮细胞、不连续的基膜和薄层结缔组织构成，外侧壁借少量结缔组织与巩膜相连。电子显微镜下可见巩膜静脉窦壁内皮细胞内有一些吞饮空泡，与房水的引流有关，可使房水从小梁网间隙进入巩膜静脉窦管腔内。

房水经巩膜静脉窦引流入外集合管，外集合管汇入深层巩膜静脉丛，将房水引流入睫状前静脉回到体循环。外集合管总数为20~30条。也有些外集合管不汇入深层巩膜静脉丛而穿行于巩膜中，在角膜缘处穿出，呈现于结膜下，这些管道内只含有透明的房水而不含有血液，故称其为房水静脉。房水静脉将房水引流入角膜缘处的结膜静脉内，汇入睫状前静脉系统。

2.后房 后房为虹膜后面、睫状体的前端、晶状体悬韧带前面和晶状体前面之间的环形间隙，容积约为0.06ml。后房间隙的大小与眼的调节有关。在调节状态下，晶状体向前凸，后房变窄，在无调节状态下，后房变宽。后房内充满房水，通过瞳孔与前房相连通。

房水是充满眼球前房和后房的无色透明液体，其作用是维持眼内压，为角膜、晶状体和玻璃体提供营养，并起到支持眼球壁和屈光的作用。房水的总量约为0.3ml，比重为1.006，屈光指数为1.3336，呈弱碱性，pH为7.3~7.6，其主要成分是水，约占98.1%，还含有少量的氯化物、葡萄糖、蛋白质、尿素、无机盐、氨基酸和维生素C等。房水的渗透压稍高于血浆，化学成分与血浆不同，房水中所含蛋白质和抗体少，当眼内炎症、手术或眼外伤时，蛋白质含量可显著增高。

房水由睫状突无色素上皮细胞产生，并通过扩散、超滤、分泌和碳酸酐酶活性等作用进入后房。睫状突无色素上皮细胞之间的紧密连接形成血-房水屏障，可防止血液中的物质随机进入房水。血浆内营养物质通过超滤方式，依赖静水压或渗透压梯度，经过毛细血管内皮细胞基底膜、色素上皮、无色素上皮基底膜等结构进入后房。

房水的流出主要通过小梁网——Schlemm管途径。房水由睫状体产生后进入后房，经瞳孔到达前房，再从前房角的小梁网进入巩膜静脉窦，然后经集合管和房水静脉汇入巩膜表面的睫状前静脉，最后回流到体循环。此途径的房水外流为压力依赖式的，即随着眼压的升高，流出量增大。另有10%~20%房水从前房角的葡萄膜小梁网，经睫状肌间隙进入睫状体和脉络膜上腔，通过巩膜间隙或神经血管间隙排出眼外到体循环，此为葡萄膜-巩膜途径，其特点是前房与睫状肌间无上皮屏障，房水经睫状肌束间隙进入睫状体和脉络膜上腔的阻力很小，眼压的变化对葡萄膜巩膜房水引流量无明显影响，故此途径为非压力依赖式的。房水中的大分子物质可经此途径排出。约5%的房水可经虹膜表面隐窝吸收，此外还有很少量可经玻璃体和视网膜排出。

 **知识拓展**

眼镜与青光眼

青光眼主要是由于前房角变窄引起房水回流阻力增大而导致眼内压增高，视神经因眼内压增高而受压受损所导致的一种致盲性眼病，视力和视野可以全部丧失而致失明，是导致人类三大致盲眼病之一。

处于青光眼发病前期或已患有青光眼的患者，若配戴有色眼镜或“美瞳”，进入眼部的光线减少，瞳孔变大，虹膜根部变厚而致前房角变窄，房水回流阻力增大，容易导致青光眼发作。

岗位情景模拟

岗位情境描述 患者，男，82岁，双眼视物不清2年并逐渐加重，眩光或强光下视力明显下降，无眼痛、眼胀，无畏光、流泪，无复视和视物变形，无眼部外伤史。否认有糖尿病、高血压、心脏病等全身病史。检查：双晶体浑浊呈乳白色，左眼明显。

讨论 1.该患者可能是哪种眼部疾病？

2.还需要做哪些检查？

（二）晶状体

1.晶状体的解剖学结构 晶状体为一富有弹性的双凸透明体，借晶状体悬韧带悬挂在虹膜和玻璃体之间。晶状体的前面与瞳孔缘微有接触，后面位于玻璃体前面的晶状体窝内。晶状体可分为前、后两面，两面交接的边缘称为赤道部，前后表面的顶点分别称为前极、后极，前极、后极的连线构成晶状体轴。晶状体赤道部与睫状突之间的距离约为0.5mm。晶状体前后表面的曲率不同，前表面曲率半径为9~10mm，后表面的曲率半径为5.5~6mm。晶状体的大小，特别是厚度随年龄增长而缓慢增加，在静止状态下，成人晶状体的直径9~10mm，厚4~5mm。当晶状体发生病理性改变时，其大小也发生变化，如老年性白内障膨胀期，晶状体体积可显著增加，但过熟期晶状体又可显著变薄。

2.晶状体的组织学结构 晶状体由晶状体囊膜、晶状体上皮、晶状体细胞及晶状体悬韧带四部分组成。

（1）晶状体囊膜　晶状体囊膜是包绕整个晶状体的一层透明、均一、具有弹性的基底膜。此囊膜由晶状体上皮细胞和晶状体细胞分泌形成，前囊膜的内表面覆有一层晶状体上皮细胞，后囊膜下则无此层细胞。晶状体囊膜各部分厚度不一，前囊和赤道部较厚，赤道部附近最厚，可达23μm，前后极则较薄，而后极部最薄，约为4μm。

在电子显微镜下可见晶状体囊膜由数十个板层结构相叠构成，富含Ⅳ型胶原纤维、层粘连蛋白和硫酸糖胺聚糖等。晶状体囊膜可允许小分子化合物自由通过，而大的胶体微粒不能通过，这对于维持晶状体的透明性有重要意义。晶状体囊膜由于具有高度的弹性，进行调节时可在晶状体悬韧带的牵拉下改变晶状体的形状，从而改变调节力。

（2）晶状体上皮　晶状体上皮位于晶状体前囊及赤道部囊膜下，为单层立方上皮细胞。晶状体赤道部的分裂增殖最活跃，并终身保持增殖能力，新生的晶状体上皮细胞逐渐变得较为细长，分化为规律排列的晶状体纤维。晶状体上皮细胞的残留、迁移、增殖是白内障手术后发生后囊膜混浊的基础。

（3）晶状体细胞　晶状体细胞又称为晶状体纤维，致密规则排列的晶状体纤维构成晶状体的大部分。赤道部的晶状体上皮细胞不断增殖和分化为晶状体纤维，新生的纤维包绕在旧的纤维外围，形成状似“洋葱”的层层包围的结构。新生的纤维位于状体的外面，质较软，构成晶状体的皮质，而旧的纤维被推向中心部，逐渐脱水、硬化形成晶状体核，皮质和核在组织学上并不能完全分开。

新生的晶状体细胞在囊膜下不断向晶状体的前后极延伸，形成沿着子线方向伸长的“U”形晶状体纤维。晶状体纤维呈较长的六面体形，最长可达10mm。外层较新的晶状体细胞核仍保留较完整，随着新的晶状体细胞不断被推入晶状体的内部，细胞核及细胞器逐渐破碎并丢失，而细胞质内则产生了晶状体蛋白。由于晶状体细胞向两端伸长，而细胞核前移，故形成从浅层至深层晶状体细胞核不断前移的弓样排列的现象。不同部位的晶状体内蛋白质的含量不同，故屈光指数也略有不同。

按照形成年龄的不同，可将成人晶状体核进一步分为4个不同的核，4个核围绕晶状体中心由内至外排列。胚胎核位于晶状体最中央的核区，由胚胎晶状体泡发育而来；胎儿核位于胚胎核外面，为出生前形成的晶状体纤维构成；婴儿核为位于胎儿核之外的薄层核，为4岁前形成的晶状体纤维；成人核为最外围的核区，是由性发育成熟前的晶状体纤维构成的。

由于晶状体纤维在前后极相互伸展、重叠，因此在晶状体的前面和后面形成了3条辐射线，这3条线在前后极中央互相连接，呈“Y”字形，称为晶状体缝。胚胎核无缝，胎儿核前缝为正立的“Y”字形，后缝呈倒立的“Y”字形。随着晶状体体积的增大，以及晶状体纤维的伸展，逐渐形成更为复杂的晶状体缝，如星形缝及复杂星形缝。

（4）晶状体悬韧带　晶状体悬韧带由一系列透明、坚韧、无弹性的纤维组成，连接睫状体与晶状体赤道部，用以保持晶状体的正常位置。悬韧带纤维起源于睫状突上皮细胞，止于晶状体赤道部，将晶状体与睫状突连接起来。这些纤维互相融合构成大约140束纤维，其中一些较粗的纤维束呈直线状达晶状体囊膜的前表面，一起构成悬韧带前层，而另外一些较细的纤维束弯曲向后，附着于晶状体囊膜的后表面，构成悬韧带后层。悬韧带纤维束到达晶状体时，末端分叉成更纤细的纤维嵌入晶状体囊膜的外表面内。

晶状体主要由水和蛋白质组成，还含有少量胆固醇、类脂和无机物等。晶状体的蛋白质占30%~35%，为人体中含蛋白质量最高的物质。晶状体不含血管、神经，其营养完全通过房水进行交换。晶状体的无血管状态和晶状体纤维的规则排列决定了晶状体的透明性和光学特征。任何导致晶状体组织新陈代谢障碍的因素，都会引起晶状体混浊，形成白内障。

晶状体是眼屈光系统中的一个重要组成部分，主要功能为屈光成像。晶状体的曲度可随视物的远近而进行改变。视近物时，睫状肌收缩，牵拉脉络膜向前，睫状突向晶状体靠近，睫状小带松弛，晶状体借助自身弹性回缩而变凸，屈光度增大，使物像聚焦在视网膜上；视远物，与此相反。随着年龄的增长，晶状体弹性减退，睫状肌萎缩，晶状体回缩调节能力减弱，视远物清晰，视近物模糊，此即为老视，俗称“老花眼”。此外，晶状体对紫外线还有吸收作用，具有保护眼内组织的功能。晶状体视物变化情况在概论部分“视觉的基本特征”已作介绍，这里不再述及。

知识拓展

晶状体摘除与人工晶状体植入手术

各种原因所致的晶状体混浊称为白内障。白内障是第一位的致盲性眼病，目前普遍采用手术摘除混浊的晶状体后再植入人工晶状体的复明方法。由于晶状体具有比较高的屈光力，故采用透明晶状体摘除，再植入恰当屈光力的人工晶状体，也是矫正高度近视的选项之一。

（三）玻璃体

玻璃体为一种无色透明的凝胶体，占眼球后4/5的容积。它位于晶状体的后方，其他部分与视网膜和睫状体相贴。玻璃体正对晶状体后表面有一盘状凹陷，用来容纳晶状体，称为玻璃体凹，两者之间存在一潜在的腔隙，称为晶状体后间隙或Berge间隙。

玻璃体由玻璃体皮质、中央玻璃体及中央管构成。玻璃体的外周部分黏稠，称为玻璃体皮质；玻璃体的内部较为稀薄，称为中央玻璃体。皮质的表面组织较为浓稠，形成所谓的界膜。璃体内细胞很少，多分布于皮质表面，这些细胞与胶原及透明质酸的合成有关，另外还含有一些成纤维细胞，也参与胶原的合成。

1. 玻璃体皮质 玻璃体皮质是玻璃体与睫状体及视网膜相贴的外周部分，由致密的玻璃体胶原纤维积聚而成。以锯齿缘为界可将其分为玻璃体前皮质及玻璃体后皮质两个部分。在位于锯齿缘向前约2mm、向后约4mm的区域，玻璃体的胶原纤维插入视网膜的内界膜，此区域是玻璃体与视网膜结合最紧密的部位，当发生病变或外伤时，此处也不易脱离，称为玻璃体基底部。玻璃体与视神经盘边缘处连接也较为紧密，视神经盘表面则无皮质附着。位于晶状体后方的玻璃体前皮质部分沿着玻璃体凹的周边与晶状体有一环形粘连，此粘连在年轻人较牢固，老年人则减弱，因此老年人常见玻璃体前脱离。

2. 中央玻璃体 中央玻璃体为玻璃体皮质和中央管之间的玻璃体，此部分与玻璃体皮质部没有明显的分界，但质地较为稀薄。玻璃体内没有固定的细胞和血管。电子显微镜下，可见玻璃体内有由纵横交错的胶原纤维构成的网架结构，此网架结构为填充在其中的透明质酸提供了依附之处。

3. 中央管 在玻璃体的中央有一狭长而弯曲的透明管道，称为玻璃体管，又称Cloquet管。此管从视盘一直向前延伸到晶状体后极部，宽约2mm，此处密度较低，为胚胎发育中的原始玻璃体所在部位，是胚胎时期玻璃体动脉的残留，出生后消失，有时可有此动脉的残迹。

玻璃体的主要成分为水，约占99%，其余1%为透明质酸和胶原纤维，此外还含有微量的可溶性蛋白质、葡萄糖、尿素、维生素C、氨基酸和脂类等物质。玻璃体屈光指数与房水十分接近，除了屈光功能以外，还对眼球壁和视网膜起支持作用。玻璃体不含血管，新陈代谢缓慢，抵抗力较低，常成为细菌的良好培养基。玻璃体的化学成分性质不稳定，一些物理化学因素或外伤、炎症等，都可改变其性状，形成液化或脱离等现象。玻璃体流失过多易导致视网膜脱离。玻璃体不能再生，其缺失的部分将由房水填补。

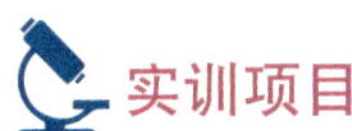

实训2-2　眼的应用解剖

【目的】

熟悉眼的基本解剖结构。

【实训器材】

1. 实训材料　眼球剖面标本、视路标本、眼附属器标本。

2. 实训工具　乳胶手套。

【实训方法与步骤】

1. 观察眼球剖面标本，区分眼球壁各层及内容物。
2. 观察视路标本，注意其走向关系。
3. 观察眼睑标本，注意其在眼部的位置及毗邻关系。
4. 观察泪器标本，注意泪道走向。
5. 观察眼外肌标本，注意各眼外肌走向及神经支配。
6. 观察眼眶标本，注意其上的孔、裂、窝。

【实训作业】

1. 眼的结构分哪几部分？
2. 完整功能的眼和平时所说的“眼”有何区别？
3. 绘制眼球剖面图，标出各部分结构名称。

任务3　视　路

一、视路的结构

视路是指从视网膜到大脑枕叶视觉中枢为止的有关视觉神经冲动传导的全部径路。它包括视神经、视交叉、视束、外侧膝状体、视放射和视皮质（图2-9）。

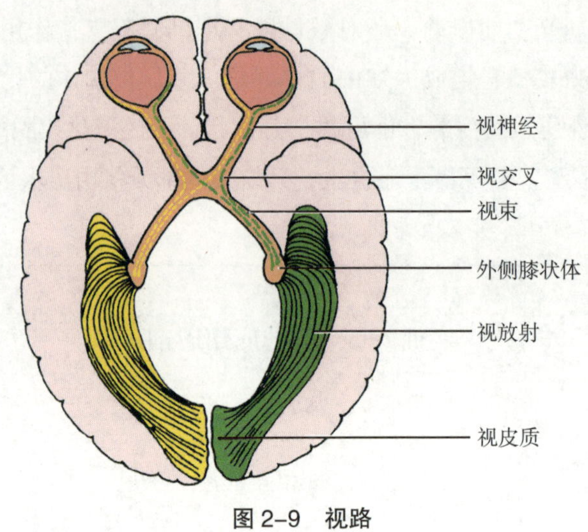

图 2-9　视路

（一）视神经

视神经是指从视神经乳头至视交叉的一段，全长42~50mm。按其所在位置分为以下4段。

1. 球内段　由视神经乳头开始，视网膜各部分神经节细胞发出的神经纤维集合成束，向后至穿过巩膜筛板处为止，称为球内段，长约1.0mm。筛板以前的视神经无髓鞘，略呈灰色，但从通过筛板时开始出现髓鞘，色白，且直径较筛板前段神经干粗。神经纤维通过筛板时的高度拥挤，筛板组织缺乏弹性是视神经盘易发生淤血或水肿的结构基础。

2. 眶内段　眶内段在巩膜后孔至视神经孔之间，为视神经最长的一段，25~30mm，略呈“S”状弯曲，有利于眼球的转动。此段视神经由3层脑膜延续而来的视神经鞘膜包裹，鞘膜间隙通向颅内同名间隙，并有脑脊液充填。视网膜中央动脉自下方穿入视神经内，静脉与其相伴行，在同一部位穿出。

3. 管内段　管内段为视神经通过视神经管的一段，长6~10mm。骨管的直径较小，视神经鞘膜与视神经管骨膜之间紧密结合，故此处视神经管内段容易因该处的骨折或病变而引起明显的神经压迫，导致视力障碍。此段视神经与鼻旁窦的关系也很密切，鼻旁窦的疾病可累及视神经。

4. 颅内段　颅内段为神经管后孔至视交叉前脚之间的一段，长约10mm，位于蝶鞍之上，与颅内的血管和神经关系密切。视神经纤维在视网膜上的分布分为来自黄斑区的黄斑纤维和来自黄斑区以外的周边纤维，黄斑纤维居于视神经盘颞侧的中央部位，视网膜颞侧上下部纤维分别位于视神经盘外侧的上方和下方，视网膜鼻侧上下部纤维则居视神经盘鼻侧的上方和下方（图2-10）。

在视神经的远段，神经纤维仍保持此排列关系，至视神经近段（即球后10~15mm处），由于视神经的中轴部位已无视网膜中央血管，黄斑部纤维逐渐转移至视神经的中央。

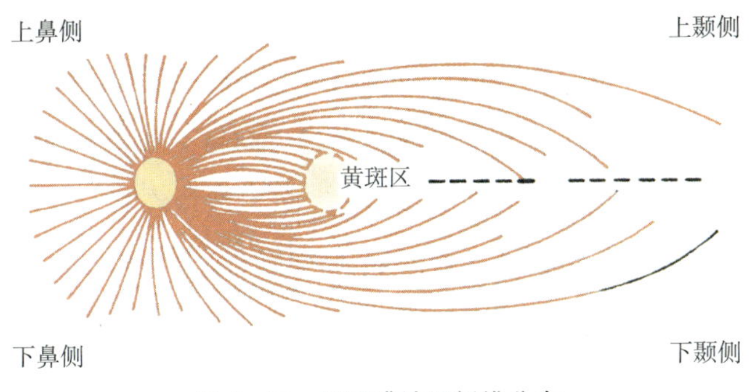

图 2-10 视网膜神经纤维分布

视神经主要由视网膜神经节细胞发出的纤维构成，以筛板为界，分为无髓纤维和有髓纤维。视神经内的神经纤维被含有血管的薄层结缔组织分为近1000条小束，在相邻的小束之间，有神经纤维互相联系。视神经从眶内段开始与脑一样，其表面也有3层膜，并分别与3层脑膜相延续，最外层的膜称为硬脑膜，其前端与眼球巩膜连接，软脑膜为紧密包围着视神经的最内一层膜，内外两层膜之间的间隙被蛛网膜分隔为蛛网膜下隙和硬脑膜下隙，与颅内的同名腔隙相通。当颅内压升高时，视神经鞘膜内的压力也随之上升，可引起视神经盘水肿。视神经鞘膜内含有丰富的感觉神经纤维，故当病变累及鞘膜时，常可出现疼痛，但当病变局限于视神经纤维时，疼痛反而不明显。

（二）视交叉

视交叉位于蝶鞍前上方两侧视神经汇合之处，在前方连接于两侧视神经，在后方连接于两侧视束。其形状略扁而方，横径平均为13mm，前后径约为8mm，上下径（即厚度）约为4mm。视交叉的毗邻非常复杂且重要，当这些邻近结构发生病变时常可影响视交叉，发生相应的视野改变（图2-11）。

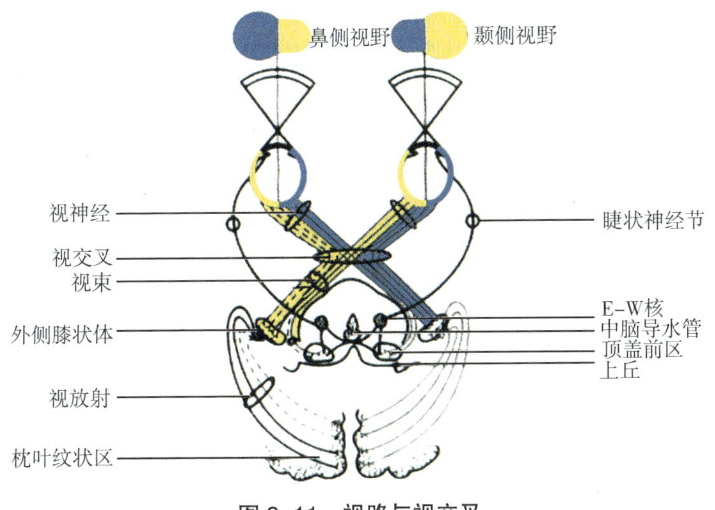

图 2-11 视路与视交叉

视交叉内部的纤维排列：来自视网膜鼻侧的纤维在视交叉跨过中线至对侧，与对侧视网膜颞侧的不交叉纤维构成视束。其中来自鼻侧下部的纤维越过中线时与来自对侧鼻侧下部的纤维交叉，在对侧视神经与视交叉交界处，呈弓形向前弯曲，称为视交叉前膝，然后沿视交叉外侧向后进入对侧视束的腹内侧。鼻侧上部的纤维在视交叉同侧后行进入同侧视束的起始部，形成一向后的弓形弯曲，称为视交叉后膝，然后沿视交叉的后缘上方走向对侧，进入对侧视束的背内侧。来自视网膜颞侧半的纤维，经过视交叉外侧缘后行，进入同侧视束。黄斑区纤维占据视交叉的大部分，也分为鼻侧的交叉纤维和颞侧的不交叉纤维。视神经纤维中交叉的神经纤维占大多数，约为53%，而不交叉纤维占47%。由于神经纤维在视交叉内走行的特点，当视交叉的不同部位出现病变时，视野损害的表现也不同。当一侧视神经与视交叉交界处完全损伤时，除患侧眼全盲外，还会出现对侧眼颞上象限盲；而一侧视束与视交叉连接处完全受损时，将会出现对侧同向偏盲和患侧眼颞下象限盲。

（三）视束

视束为从视交叉至外侧膝状体的一段神经束，长4~5cm。视束由视交叉的后外侧角发出，在到达丘脑的后外侧时，每一视束分为内侧和外侧两根。内侧根较小，终止于内侧膝状体，其纤维与视觉传导无关。外侧根较大，含有几乎全部视觉纤维。外侧根的大部分（约80%）纤维终止于外侧膝状体，小部分纤维在终止于外侧膝状体之前，离开视束，经四叠体上丘而终止于中脑顶盖前核，此部分纤维为瞳孔对光反射的传入纤维。

每侧视束由来自同侧视网膜颞侧的神经纤维和对侧视网膜鼻侧的神经纤维构成，即来自双眼右半侧的纤维构成右侧视束，来自双眼左半侧的纤维构成左侧视束。视束在向后走行过程中发生90°内旋转，来自同侧视网膜颞上象限和对侧视网膜鼻上象限的纤维，转至视束的腹内侧，而来自双眼视网膜下象限的纤维，则转移至视束的腹外侧，黄斑区的纤维位于其背侧。当一侧视束完全损伤后，会出现患侧眼鼻侧偏盲及对侧眼的颞侧偏盲，即对侧同向性偏盲。

（四）外侧膝状体

外侧膝状体属于间脑的一部分，外形如马鞍状，左右各一，视束神经纤维进入外侧膝状体，并在此更换神经元之后，发出新的纤维形成视放射。

外侧膝状体由灰质和白质相间构成。灰质由神经元细胞构成，形成层次分明的细胞层面，从腹侧向背侧可分为6层：第1、2层较薄，其细胞巨大，排列较稀疏；第3~6层所含细胞较小。来自视束神经纤维的双眼交叉纤维和不交叉纤维在外侧膝状体核层的投射有严格的分布，来自对侧视网膜鼻侧的交叉纤维终止于第1、4、6层，来自同侧视网膜颞侧的不交叉纤维终止于第2、3、5层。来自双眼视网膜相应功能部位的纤维终止在相邻层次的邻近部位。黄斑纤维终止于外侧膝状体背侧的楔形区，且延伸至各核层，黄斑上部的纤维位于背内侧，下部的纤维位于背外侧。黄斑以外的上象限视网膜纤维投射到外侧膝状体的腹内侧，下象限的纤维投射到腹外侧。对侧视网膜鼻侧半最内侧部的纤维，终止于外侧膝状体的最前部。

（五）视放射

视放射起自外侧膝状体，终止于大脑枕叶视皮质。此段为视路中最长的一段，且行程较复杂，并与毗邻结构关系密切。其纤维自外侧膝状体发出后，经内囊和豆状核后部转向后，沿侧脑室的前外侧壁呈扇形散开。由于神经纤维从外侧膝状体发出后走行过程中向外侧旋转90°，故来自视网膜上部的纤维位于视放射的背侧或上部，视网膜下部纤维位于其腹侧或下部，黄斑纤维则居于其外侧或中部，因此，其纤维可分为背侧部、外侧部和腹侧部。视放射背侧部纤维自外侧膝状体的腹内侧发出后，投射至枕叶视皮质距状裂的上唇，传导来自视网膜上半部的视觉冲动；外侧部为黄斑纤维，自外侧膝状体的背部发出后，终止于视皮质距状裂上、下唇的后极，传导来自黄斑及其附近区域的视觉冲动；其腹侧部的纤维自外侧膝状体的腹外侧发出，在视交叉平面绕过侧脑室下角前端上方，由此形成一向后的弯曲，称为颞环或Meyer环，终止于枕叶视皮质距状裂的下唇，传导来自双眼视网膜下半部的视觉冲动。由于视放射与颞叶、顶叶及内囊的关系密切，因此，这些邻近结构组织的病变常可引起视放射的损害，并随其损害部位的不同而出现不同的视野改变及伴发神经症状。

（六）视皮质

视皮质位于大脑枕叶内侧面的纹状区，此区位于距状裂的两旁，并被呈水平走向的距状裂分为上、下两唇。视觉中枢所在的纹状区（Brodmann 17区）为视放射纤维的投射区。此外，还有紧靠纹状区的纹状旁区（Brodmann 18区）以及纹状区周围的纹状周围区（Brodmann 19区），此两区不直接接受视觉纤维投射，但对视觉信息的感知和整合及双眼的联合运动起着非常重要的作用。每侧枕叶纹状区接受同侧眼颞侧和对侧眼鼻侧纤维的投射，来自双眼视网膜上部的神经纤维终止于距状裂的上唇，来自双眼视网膜下部的神经纤维终止于距状裂的下唇，黄斑区纤维则终止于上、下唇的后极，视网膜周边部的纤维在纹状区的前部，单眼视网膜周边鼻侧纤维（双眼重叠的共同视野区以外的颞侧月牙形视野区）位于纹状区的最前部。一侧视束、外侧膝状体、视放射和视皮质的损伤，都可产生对侧同向性偏盲，单侧视束或外侧膝状体损伤时，还会出现黄斑区对侧同向偏盲性中心暗点。一侧视放射或视皮质损害时，可引起对侧同向性偏盲，但黄斑部的视觉仍然保留，称为黄斑回避。视放射和视皮质的损害不易鉴别，一般来说，不伴有其他神经症状的同向性偏盲多考虑视皮质损伤。另外，一侧视束损伤后，双眼偏盲侧的瞳孔对光反射消失，但视束之后视路的单侧损伤则不影响瞳孔对光反射，可借此鉴别视束前后的损伤（图2-12）。

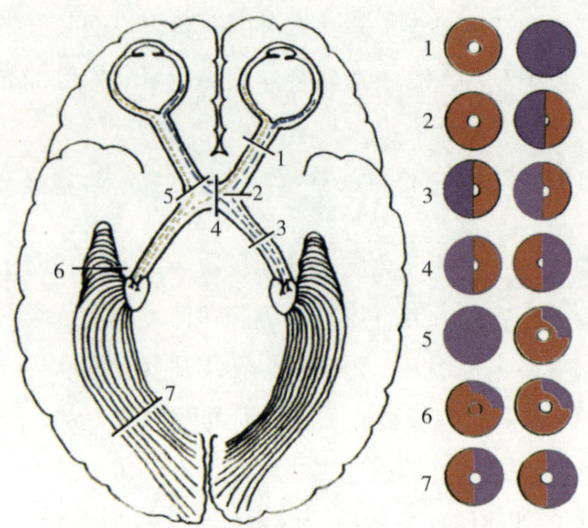

图 2-12 视路不同部位损伤的视野表现

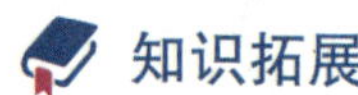

知识拓展

弱 视

弱视是眼科临床常见的儿童眼病，是婴幼儿时期由于各种原因，如知觉、运动、传导及视中枢等异常，未能接受适宜的视刺激，使视觉发育受到影响而发生的视觉功能减退的状态，主要表现为视力低下及双眼单视功能障碍。

二、视觉反射通路

1.瞳孔对光反射 外界光线经瞳孔照射入眼内，引起瞳孔反射性缩小，称为瞳孔对光反射。受光线照射的眼出现瞳孔缩小，称直接对光反射；未受到光照的对侧眼也出现瞳孔缩小，称为间接对光反射。对光反射通路的传入纤维与视觉纤维同行，经过视神经视交叉，在接近外侧膝状体时光反射纤维离开视束，经四叠体上丘臂进入中脑顶盖前区，止于顶盖前核。在此核更接神经元后发出纤维，终止于两侧动眼神经副核（E-W核）。由两侧E-W核发出传出纤维，加入动眼神经入眶，在睫状神经节内交换神经元后，节后纤维经睫状短神经分布于瞳孔括约肌。当一侧视神经完全损伤后，该眼的直接对光反射消失，但间接对光反射仍然存在。若一侧视束损伤，则双眼偏盲侧的瞳孔直接对光反射消失，但间接对光反射仍存在。

2.近反射 近反射为双眼注视近物时，同时出现的3个反射，包括瞳孔缩小、双眼集合、睫状肌收缩产生调节。其传入冲动经视路到达视皮质后，视皮质与额叶的眼球运动中枢相联系，由此处发出纤维下行，经内囊至中脑的动眼核和动眼神经副核，再由其发出纤维随动眼神经一起入眶，在睫状神经节交换神经元后，由节后纤维支配双眼瞳孔括约肌和睫状肌，完成缩瞳和睫状肌收缩反射；同时动眼神经支配双眼内直肌，引起其收缩完成集合反射。

三、视路的血液供应

视神经各段的血供不尽相同。球内段视神经盘表层由视网膜中央动脉供血，筛板前组织由脉络膜小动脉供应，视神经主要由Zinn–Haller动脉环（为视神经周围巩膜内的睫状后短动脉分支吻合而成）供血；眶内段主要由眼动脉的分支供养，此外也接受泪腺动脉及脑膜中动脉的分支；管内段视神经由软脑膜动脉供血；颅内段则由颈内动脉、大脑前动脉及前交通动脉的分支供血。

视交叉的血液供应主要来自颈内动脉、大脑前动脉、大脑中动脉及前后交通动脉的分支。其中，颈内动脉和大脑前动脉与视交叉的毗邻关系很密切。

视束的前段由颈内动脉、大脑前动脉及后交通动脉的分支供血，后段则由前脉络膜动脉供血。

外侧膝状体的前部及外侧由前脉络膜动脉供血，其后部及内侧由大脑后动脉供血，位于中间部的黄斑纤维则由大脑后动脉和前脉络膜动脉共同供血。

视放射的前部及近内囊部分由前脉络膜动脉供给，后部由大脑中动脉的分支供应，后极部则由大脑中动脉和大脑后动脉供应，血供较好。

视皮质主要由大脑后动脉的分支供养，纹状区视皮质主要由大脑后动脉分出的距状裂动脉供应。此外，大脑中动脉还分支供应枕叶后极，并与距状裂动脉形成吻合支。黄斑区位于这两套血管的分布区，血液供应充分，故黄斑纤维不易受损害，且黄斑纤维在视皮质中分布范围最广，此为黄斑回避现象产生的解剖学基础。

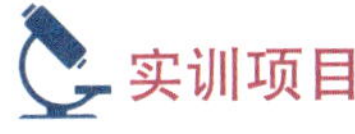

实训2–3　视　路

【目的】

熟悉视野投射关系。

【实训器材】

1.实训材料　视路标本。

2.实训工具　塑料手套。

【实训方法与步骤】

1.观察视路标本。

2. 绘制视路示意图。

3. 分析视野投射关系。

【实训作业】

绘制视野投射示意图。

任务4 眼附属器的解剖

一、眼眶的解剖结构

眼眶为位于颜面鼻根部两侧的一对左右对称的四边棱锥形骨腔。其尖端朝向后内，与颅腔相通；底边即眶口，略呈四边形，开口朝向前外。眼眶内藏有眼球及其附属组织，眼睑覆盖在其上（图2-13）。

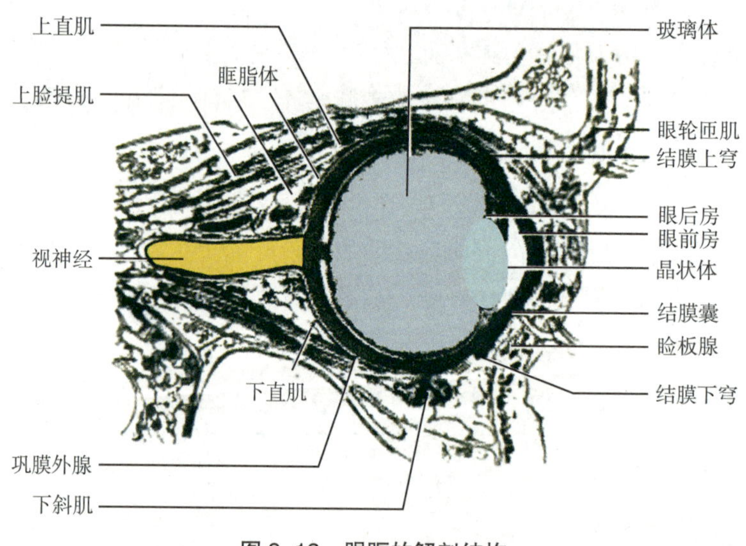

图2-13 眼眶的解剖结构

眼眶壁由7块颅骨组成，即腭骨、额骨、蝶骨、颧骨、筛骨、上颌骨和泪骨。眶腔有上、下、内、外4个壁，各眶壁的骨质厚薄不一，外侧壁较厚，内侧壁最薄。眼眶的内侧壁、上壁、下壁和眶后与鼻旁窦相邻，内侧壁与筛窦之间仅以一层薄如纸样的骨板相隔，因此头面部发生炎症或肿瘤时，可以通过这些毗邻的部位迅速地扩散。两侧内侧壁基本平行，指向正前方，外侧壁走向前外，内外侧壁约成45°夹角。成人眼眶的容积为25~28ml，眼眶深度为4~5cm（图2-14）。

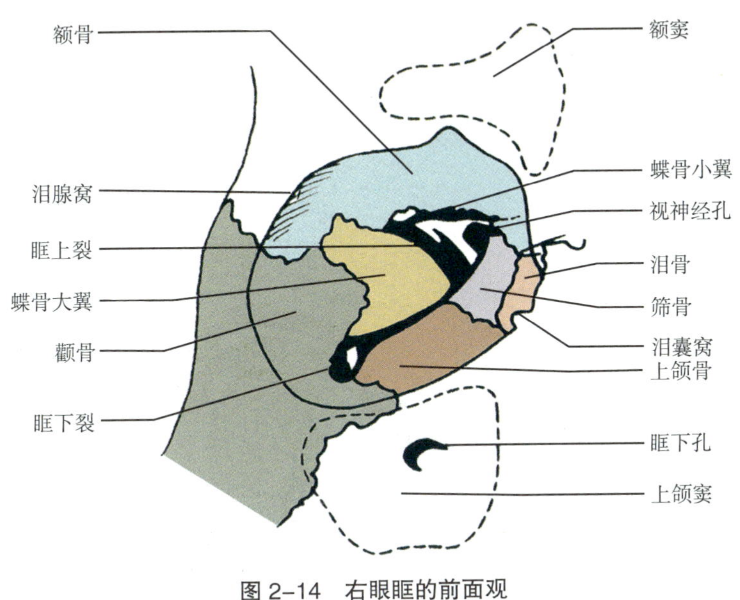

图 2-14 右眼眶的前面观

（一）眼眶4壁

1.眶上壁 又称眶顶，此壁薄而脆弱，其上为颅前窝，故眶上壁损伤时应高度怀疑合并脑损伤。眶上缘的内1/3与外2/3交界处，有一眶上切迹或眶上孔，眶上血管和神经由此处通过。眶上壁的前外侧方有一光滑宽大的凹陷，为泪腺窝，容纳泪腺。

2.眶内侧壁 略呈长方形，矢状位，极薄，仅0.2~0.4mm，所以筛窦的炎症易从此处扩散至眶内。眶内壁的前方，有上颌骨与泪骨形成的一卵圆形泪囊窝，容纳泪囊。泪囊窝深约5mm，此窝上半部与前筛窦相邻，下半部与中鼻道相邻。

3.眶下壁 此壁走向由内向外，稍向下倾斜。眶下壁中部有眶下沟，此沟在眶下裂的下内侧走向前方，后变为眶下管，在眶下缘的下方4mm处穿出骨壁，此处开口为眶下孔，眶下血管和神经均由此经过。眶下壁的下方为上颌窦，骨壁厚度仅为0.5~1.0mm，故当上颌窦的肿瘤或炎症通过此壁侵犯眶内时，可引起眼球的突出或偏位。

4.眶外侧壁 呈三角形，底向前方，其与正中矢状面成45°角，此壁是四壁中最坚硬的一个壁。眶外侧壁较其他三壁略靠后，故该侧眼球组织暴露相对较多，使视野较为开阔，但同时也增加了受伤的机会。

（二）眼眶壁上重要的裂、孔和管道

1.眶上裂 位于眶上壁与眶外侧壁之间，是蝶骨大小翼之间的裂隙，裂长约22mm，与颅中窝相通，其内侧端与视神经孔相隔。通过眶上裂的血管和神经有：①第Ⅲ、Ⅳ、Ⅵ对脑神经；②第Ⅴ对脑神经第一支的3个分支，即泪腺神经、额神经及鼻睫神经；③眼上静脉；④脑膜中动脉的眶支；⑤睫状神经的交感根及感觉根。当肿瘤或外伤累及眶上裂时，会损伤由此经过的神经和血管，而出现眶上裂综合征，可出现眼球固定、瞳孔散大、不同程度的上睑下垂、上睑及前额皮肤知觉减退，还可有视网膜静脉充血及眼球突出等症状。如合并视神经受累，则称为眶尖综合征。眶尖综合征除上述体征外，还伴有视力障碍（图2-15）。

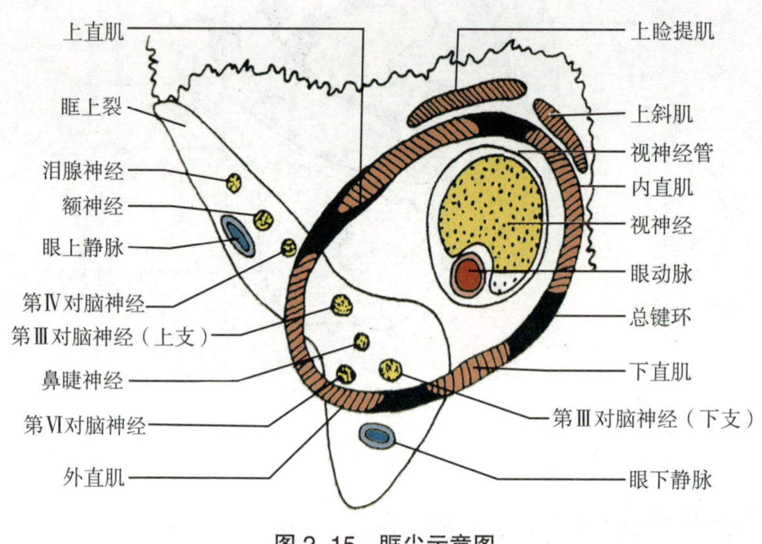

图2-15 眶尖示意图

2.眶下裂 位于眶外侧壁与眶下壁之间，其后方与翼腭窝相交通，在前方与颞下窝相通。通过此裂的神经与血管有：①第Ⅴ对脑神经的上颌支；②眶下动脉、静脉；③颧神经；④蝶腭神经节的分支；⑤至翼腭丛的眼下静脉支。

3.眶上孔或眶上切迹与眶下孔 此处有同名的神经及血管经过。

4.视神经孔 为眶尖部的椭圆形孔，由蝶骨小翼的两根相连而成，直径4~6mm。此孔向后内走行，通过视神经管与颅中窝交通。视神经管长4~9mm，管内有视神经及其3层鞘膜、眼动脉以及交感神经分支分布。

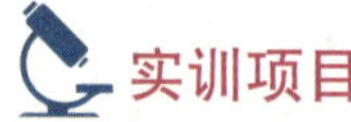
实训项目

实训2-4 眼眶的解剖结构

【目的】

熟悉眼眶壁上的结构部位。

【实训器材】

眼眶标本。

【实训方法与步骤】

1.观察眼眶壁。

2. 寻找凹窝。

3. 寻找眶上裂，并列出经由眶上裂的结构。

4. 寻找眶下裂，并列出经由眶下裂的结构。

5. 观察视神经孔。

【实训作业】

简述眼眶壁上经过的结构。

二、眼睑的结构

眼睑位于眼球的前方，可以保护眼球免受外伤、强光、烟尘、异物等的损害。通过眼睑收缩引起睑裂大小的变化，可以协助瞳孔调节进入眼内的光线。

（一）眼睑的解剖结构

眼睑分为上睑和下睑，上睑以眉毛为界，下睑与周围皮肤相延续，无明显分界（图2-16）。

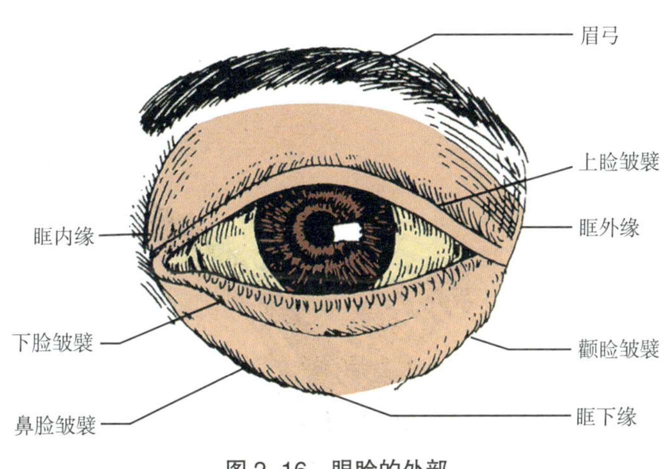

图 2-16　眼睑的外部

部分人在上睑表面靠近睑缘处有一横沟，称为上睑沟，为上睑提肌纤维附着于眼睑的皮下组织牵拉所致，当上睑提肌收缩、睑裂张大时此沟最为明显，即为双重睑，闭睑时仅呈浅皱襞状。上睑沟的有无是双重睑（双眼皮）与单重睑（单眼皮）的区别标志。下睑沟与眶下缘处于同一水平线上，不如上睑沟明显。眼睑的游离缘称睑缘，上下睑缘间的裂隙称为睑裂，为结膜囊的入口。睑裂的大小、位置、形状因人种和个人而异。上下睑缘在内外侧相接合处分别称为内眦和外眦。内外眦之间的距离称为睑裂长度，成人为27~28mm。眼自然睁开平视前方时，上睑覆盖至角膜上缘下2~3mm，下睑则与角膜下缘相切，上下睑缘中点间的距离称为睑裂高度，成人平均为8mm。外眦角呈锐角，夹角30°~40°，极度睁眼时可呈60°。内眦略钝圆，不直接与眼球相接触，其与眼球之间有一小三角形空隙，为泪湖。其中有一椭圆形红色小隆起，称为泪阜。泪阜外侧有一淡红色新月形皱褶，称为半月皱襞。半月皱襞为退化组织，相当于低等动物的第三眼睑，可允许眼球向外侧充分运动。

上、下睑缘的宽度约2mm，表面光滑，每一睑缘分为前后两唇。前唇钝圆，以睑皮肤为分界，有2~3行睫毛由此生出；后唇较锐利，以睑结膜为界，与结膜呈直角，并与眼球表面相接触，后唇的正前方有睑板腺的开口。前后唇之间有一条浅灰色细线，称为灰线，手术时沿灰线可以将眼睑襞裂为前部和后部，前部包括皮肤、皮下组织及眼轮匝肌，后部包括睑板和结膜。上下睑缘内眦处各有一小的隆起，称为泪乳头，其中央有一小孔，为泪小点，是泪小管的开口。结膜囊的泪液从泪小点导向泪小管，最后排入鼻腔。

睫毛从上、下睑缘的前唇生出，为粗壮的短毛，具有遮尘及蔽光的作用。上睑睫毛较长，有100~150根，排列为2~3排，向前上方呈110°~130°弯曲；下睑睫毛稍短，有50~75根，向前下方呈100°~110°弯曲。因此闭睑时，上下睑的睫毛并不交错。睫毛毛囊的神经末梢丰富，对触觉非常敏感，可引起瞬目反射。睫毛可不断更新，被拔除后，一般10周左右即可达原来长度。

（二）眼睑的组织学结构

眼睑的组织学结构由前向后可分为5层，依次为皮肤层、皮下结缔组织层、肌肉层、纤维层和睑结膜层（图2-17）。

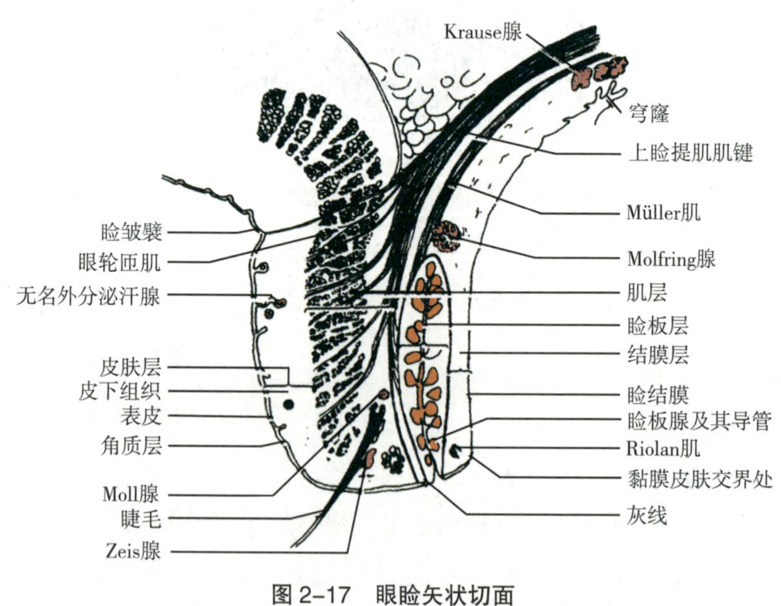

图2-17　眼睑矢状切面

1.皮肤层　眼睑的最外层是皮肤层，是全身最薄的皮肤，厚度约为0.5mm。眼睑皮肤柔软、纤细，富有弹性，这使其可做灵活且大幅度的运动。眼睑皮肤由表皮、真皮构成。表皮由6~7层复层鳞状上皮构成，睑缘部表皮稍厚，灰线以前的睑缘表层为复层鳞状上皮，有角化现象，灰线以后的睑缘为复层柱状上皮，很少角化。位于最深层的基底层为一排排列整齐的柱状细胞，其下是一层很薄的透明基底膜，为表皮与真皮的交界。真皮内含有丰富的神经、血管、淋巴管及弹性纤维，这是眼睑皮肤富有弹性及拉伸性的原因，正常情况并不下垂，随着年龄增长，弹性纤维逐渐变性，使得眼睑皮肤弹性减退而变松弛。眼科手术须做皮肤切开时，切口应尽量沿皮肤纹理方向进行，以使伤口愈合较好，减少术后瘢痕形成。

2. 皮下结缔组织层　眼睑的皮下结缔组织特别疏松，而且很少含有脂肪组织，借纤维束与其下的肌层相联系，这使得眼睑皮肤活动性较大，可在肌层表面灵活滑动。心、肾功能不全患者或眼局部炎症时，由于眼睑皮下组织特别疏松，渗出液易积聚在此处，故可首先表现为眼睑水肿。此层的浅层含有睫毛、毛囊、汗腺、皮脂腺等皮肤附件。

3. 肌肉层　眼睑的肌肉层包括眼轮匝肌、上睑提肌和睑板肌。

（1）眼轮匝肌　指以眼裂为中心，环绕眼睑和眼眶走行的一层扁平肌肉，可分为眶部、睑部和泪囊部三部分。眼轮匝肌受面神经支配，其作用主要为闭睑，同时，泪囊部肌肉的运动可将结膜囊的泪液排入泪道。

1）眶部　此部的肌纤维起自眶内侧缘的内眦韧带，在眼轮匝肌睑部的外围环绕后又止于内眦韧带，略呈环形。眶部的一部分纤维附着于颞部、颊部及额肌等处。此部眼轮匝肌属随意肌，其收缩可使眼紧闭，将该部周围皮肤拉向内眦，同时也有向下牵拉眉部的作用。

2）睑部　是眼轮匝肌的主要部分，在上下睑内走行，其纤维起于内眦韧带和泪前嵴，在睑裂上下方呈弓形向外侧走行，终止于外眦韧带。睑部眼轮匝肌为不随意肌，其肌纤维收缩引起睑裂的轻度闭合，例如睡眠、短促的瞬目及反射性闭睑等。睑缘部分的眼轮匝肌收缩时还有使睑缘贴近眼球表面，并压迫睑缘的作用，有助于腺体的分泌物从睑缘排出。

3）泪囊部　泪囊部的深部纤维起始于泪后嵴骨面，经泪囊后面至睑板之前，与泪部的浅纤维共同包绕泪囊，并分出部分纤维螺旋状环绕上下泪小管走行。日常闭眼和睁眼的同时，眼轮匝肌泪囊部肌纤维不断地收缩和松弛，促使泪囊有规律地收缩和扩大，驱使结膜囊中的泪液进入泪囊，并排入鼻泪管。

（2）上睑提肌　起自眶尖总腱环，从眶上壁和眼球之间，在上直肌的上方前行，经睑板上缘进入眼睑，呈扇状分布于上睑，中央纤维在眼轮匝肌后面向下走行至睑板下部，其中分出许多细分支向前穿过眼轮匝肌终止于上睑皮肤。两侧形成肌腱，分别附着于外侧的颧结节、外眦韧带和内侧的内眦韧带。有一部分上睑提肌肌腱筋膜在深面与上直肌鞘膜相融合，止于结膜的上穹窿部，收缩时可以牵拉穹窿部结膜，可使眼球的活动更为自如。在眶缘以内上睑提肌分散成腱膜前，肌肉表面的筋膜增厚，形成一束横行的腱膜，向内止于滑车及其后面的眶骨，向外止于泪腺及外侧眶缘，此横行的纤维与上睑提肌有纤维组织联系，因此对上睑提肌的收缩有一定的节制作用，故称为节制韧带。

（3）睑板肌（Muller肌） 为两块薄而小的平滑肌，上下睑各一。此肌在上睑较大，宽度约为10mm，起自上睑提肌深面的肌纤维中，向前下伴随上睑提肌走行，止于睑板上缘。下睑的Muller肌较小，起自下直肌鞘及下直肌与下斜肌相交处，向前至结膜下穹窿部，分为两小叶，一叶止于球结膜，一叶止于下睑板。Muller肌属不随意肌，受交感神经支配，经动眼神经的睫状神经支配该肌肉，兴奋时起开大眼裂的作用。

眼轮匝肌和睑板之间有一层肌下结缔组织，较为致密，由纤维结缔组织构成。上睑提肌的纤维在此层走行，血管和神经也经过此层组织。

4. 纤维层纤维层 包括睑板和眶隔两部分。

（1）睑板 睑板上下睑各一，由一层致密结缔组织和弹力纤维构成，是眼睑的支架结构，可使眼睑维持一定的形态。睑板前凸后凹，上睑板较大，中央宽度10~12mm，约为下睑板宽度的2倍，向两侧逐渐变窄，但上下睑板的长度和厚度基本相同，在睑裂处横长约29mm，厚度为1mm。翻起上睑时，上睑在上睑板上缘处反折。睑板的内面衬以结膜，可与眼球密切接触，外面与眼轮匝肌之间有一层肌下结缔组织，上睑还有上睑提肌腱膜覆盖。睑板在近睑缘处形成游离缘，该处稍增厚，形成睑缘后唇。睑板由较厚的致密结缔组织组成，其内包埋有许多睑板腺，并开口于睑缘后唇。

上下睑板在内外侧两端相连形成纤维结缔组织并附着于眶缘，即睑内外侧韧带。睑内侧韧带分为前后两部分，后部较薄，向泪囊后方走行，止于泪后嵴；前部较强大，向外横过泪囊窝前面，与上下睑板内侧相连接，向内附着于泪前嵴及邻近骨面。睑内侧韧带是泪囊手术的重要标志，因为泪囊的部位正是位于内侧韧带前后两部之间。活体上向外侧牵拉眼睑时，可在内侧很容易地触及硬的横条索状的内侧韧带。睑外侧韧带附着于眶外缘上颌骨的颧结节上，其位置较深，不如睑内侧韧带明显。

（2）眶隔 眶隔是由睑板向眶缘延伸的一层薄而富有弹性的结缔组织膜，在眶缘处与眶骨膜增厚的部分相延续。上睑眶隔较厚，在睑板上缘与上睑提肌鞘相融合，外侧位于睑外侧韧带前面，内侧位于深层，在睑内侧韧带、泪囊及眼轮匝肌泪囊部之后沿泪骨向下延伸，因此泪囊上部位于眶内侧的眶隔之外。下睑眶隔较上睑眶隔薄，向上与睑板相延续，还与下直肌、下斜肌的纤维束互相联系。老年人下眶隔萎缩，眶内脂肪多从其薄弱部位疝出，下睑下方可见高低不平的隆起，形成所谓的“眼袋”。

眶隔不是一个完整无缺的结缔组织膜，它还被许多进出眼眶的血管、神经所穿过，如泪腺神经和血管、眶上神经和血管、滑车神经和额动脉、内眦静脉与眼静脉的吻合支和睑上下动脉等。眶隔富有弹性，可随着眼睑的活动而改变形态。

5. 睑结膜层 是眼睑的最内层，衬于睑板的内面并与之紧密联系，向内与眼球相接触（详见本章结膜部分）。

（三）眼睑的腺体

眼睑除皮肤的腺体外，还含有3种腺体：睑板腺、Moll腺和Zeis腺。

1.睑板腺（Meibomian腺） 包埋在睑板之中，开口于睑缘后唇。睑板腺呈单行平行排列，上睑有30~40个，下睑约有20个，上睑的腺体较下睑大。每个腺体中央有一导管，上睑导管自上而下，下睑导管自下而上，平行排列并开口于睑缘，将分泌物排出。眼睑内面肉眼可见结膜下垂直排列的黄白色管状结构，即为睑板腺腺体。睑板腺为皮脂腺，腺体由多层腺泡构成，围绕中央导管排列。睑板腺分泌物构成泪膜的脂质层，防止泪液蒸发，避免角结膜干燥，还可使睑缘润滑，防止泪液流出结膜囊外。

2. Moll腺 为变态的汗腺，呈螺旋状或窦状，腺体可分为分泌部和导管两部分。腺体的分泌部由圆柱状上皮细胞围成腺腔，外有一层肌上皮细胞，导管由双层细胞构成。可开口于睫毛毛囊内，或与Zeis腺管相通，甚至直接开口于两条睫毛之间的皮肤。

3. Zeis腺 为睫毛毛囊周围的变态的皮脂腺，直接开口于睫毛毛囊。腺体由基底膜和其下的上皮细胞组成，上皮细胞愈向内则细胞愈大，呈多边形，细胞核渐缩小并消失，胞质内充满皮脂颗粒，最后这些细胞自行破裂，细胞内皮脂颗粒成为分泌物从导管排出。

（四）眼睑的血管、淋巴和神经支配

1.眼睑的血管 眼睑的血液供应非常丰富，其血液由来源于面动脉系统和眶动脉系统的动脉分支供给。这些动脉分支又相互吻合构成毛细血管丛。眼睑浅部组织由上述动脉血管于上下睑相互吻合形成的动脉网供血。眼睑深层组织由眼睑内外侧动脉在上下睑形成的睑动脉弓供血。眼睑静脉较动脉粗大，分别于上下睑形成静脉丛，其静脉回流分两个系统：位于睑板前的浅层静脉丛回流至面静脉和颞浅静脉，睑板后的深层静脉丛回流至海绵窦或经翼丛回流至海绵窦。

2.眼睑的淋巴 以睑板为界分为浅层淋巴丛和深层淋巴丛，浅层接收睑皮肤及眼轮匝肌的淋巴回流，深层接受睑板和睑结膜的淋巴回流。眼睑的淋巴无论深浅丛，均由眼睑内外两组淋巴管引流。外侧的淋巴汇入耳前、腮腺浅淋巴结及腮腺深淋巴结，浅丛引流上睑外3/4及下睑外1/2部分至耳前及腮腺浅淋巴结，深丛引流上睑结膜及下睑的外1/3至腮腺深淋巴结，内侧的淋巴汇入颌下淋巴结。浅层接收内眦部、上睑内1/4和下睑内1/2部分的淋巴回流，深层接受泪阜、下睑内2/3部分的淋巴回流。上述淋巴管最终都汇入颈深淋巴结。

3.眼睑的神经支配 包括感觉神经、运动神经和交感神经3种。眼睑的感觉神经源于三叉神经的眼支和上颌支。三叉神经眼支分出眶上神经、滑车神经和泪腺神经，分别支配上眼睑、内眦部和外眦部；三叉神经上颌支分出眶下神经支配下睑。眼睑的运动神经来自动眼神经和面神经。动眼神经上支支配上睑提肌，司上睑的提升；面神经分支支配眼轮匝

肌，司眼睑的闭合。眼睑的交感神经纤维来自颈上交感神经节的分支形成的海绵窦交感神经丛，支配眼睑血管和Muller肌。

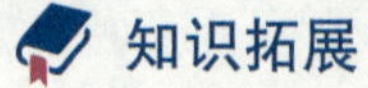

知识拓展

瞬目运动

瞬目运动俗称眨眼，它是一种保护性的神经反射。正常人一般每分钟眨眼10余次，每次0.3秒左右。眨眼能把泪水均匀地涂在角膜和结膜的表面，以保持眼睛的湿润而不致干燥，维护角膜良好的光学界面，还可以使视网膜和眼肌得到必要的暂时休息。

三、结膜的结构

结膜是一层薄而透明的黏膜，覆盖在眼睑内面和眼球前表面，从而联结眼睑与眼球。结膜前部开口于睑裂，形成一个以角膜为底的囊状空隙，称为结膜囊。结膜囊在不同位置的深度不同，以上部和颞侧最深。

（一）结膜的解剖学结构

结膜覆盖眼睑的内表面，在穹窿部反折于眼球前部的巩膜表面，终止于角膜缘周围，在此处其上皮与角膜上皮相连接。全部结膜是相互连续的，按照其所在部位的不同可分为三部分：①睑结膜，覆盖眼睑内面；②球结膜，覆盖于眼球前表面；③穹窿结膜，为前两者之间的移行部分（图2–18）。

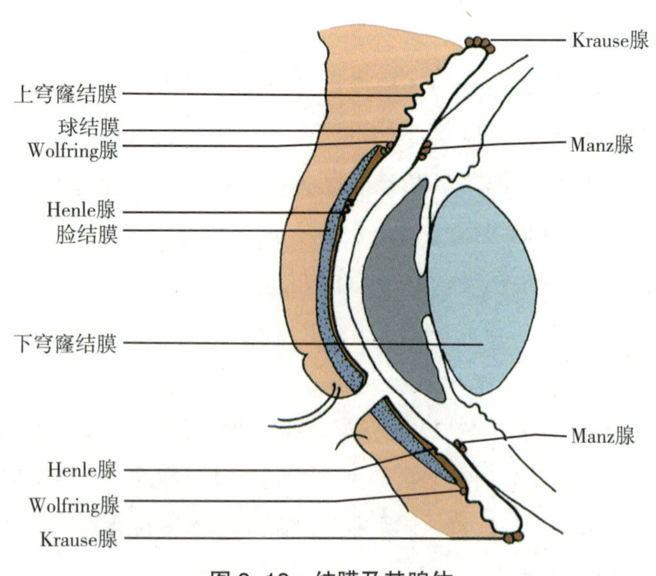

图2–18 结膜及其腺体

1. 睑结膜 睑结膜又可分为睑缘部、睑板部和眶部三部分。

（1）睑缘部结膜 为睑结膜与皮肤的移行区，起自睑缘后唇，向后走行约2mm处终止于睑板下沟。睑板下沟为一平行于睑缘的横行浅沟，此处是结膜异物存留常见的部位，也是血管穿过睑板进入结膜的部位。结膜囊通过泪小点与泪道连续并与鼻腔相通，故结膜与鼻腔的病变可以通过泪道相互传播及蔓延。

（2）睑板部结膜 起自睑板下沟，向睑板后表面伸展，与其下睑板紧密结合，两者很难分离开来。睑板部结膜富含血管组织，因此呈红色或淡红色，临床上常作为估计贫血状况的指征之一。翻转眼睑后，肉眼可见结膜下纵行平行排列的黄色线条，为睑板腺。

（3）眶部结膜 位于睑板边缘与穹窿部结膜之间。此部结膜和其下肌肉组织的关系甚为密切，尤其是上睑，如果手术或创伤涉及此处，损伤了上睑提肌，常可引起不同程度的上睑下垂。眶部结膜较疏松，眼球运动时表面可形成水平皱襞，睁眼时皱襞最深，闭眼时皱襞几乎完全消失。

2. 球结膜 此部为覆盖眼球前1/3部巩膜外面的部分，薄而透明，可透见其下的白色巩膜组织。球结膜的范围，即各部分穹窿结膜至角膜缘之间。球结膜可分为巩膜部和角膜缘部两部分。覆盖于巩膜之上的为巩膜部，距角膜缘3mm之内的为角膜缘部。巩膜部球结膜与巩膜之间有包绕眼外肌肌腱的眼球筋膜，眼球筋膜与结膜之间有疏松结缔组织相连，其中有结膜下血管走行。该部球结膜与球结膜下组织联结极为疏松，能随结膜的移动而移动。在角膜缘部，结膜、眼球筋膜及巩膜三者紧密结合，故手术中常可镊持此处以固定眼球。

3. 穹窿结膜 介于睑结膜和球结膜之间，呈一环状盲袋，仅内眦侧由泪阜和半月皱襞所离断。该部可分为上、下、内侧、外侧4个部分。上穹窿深达眶上缘水平，距角膜缘8~10mm；外侧穹窿结膜向外超过外眦，距角膜缘约14mm，可达眼球赤道部，由于外侧穹窿结膜较宽大，常选择外侧穹窿部进行结膜移植和结膜瓣转位；下穹窿距角膜下缘8~10mm；内侧穹窿由于泪阜及半月皱襞的存在，穹窿几乎消失，距角膜缘仅约7mm。穹窿结膜最厚，也最松弛，皱襞较多，且富含弹力纤维，与其下方的疏松结缔组织联结也较疏松，故其伸缩性很大，使眼球能够自由转动。各部位穹窿的形成，与各部位组织内所含肌纤维之间的相互联系有密切关系。穹窿结膜还含有Krause副泪腺，血管和淋巴组织非常丰富。

（二）结膜的组织学结构

结膜为黏膜组织，组织学结构可分为上皮层和固有层。但结膜因解剖部位不同，组织结构上也有很大差异。

1. 结膜上皮层 睑缘部皮肤表皮为有角化的复层鳞状上皮。由皮肤移行来的结膜上皮为无角化的复层鳞状上皮，约5层，由睑缘部结膜向睑板部结膜移行的过程中，细胞层数逐渐减少，细胞的形态也发生变化，开始出现杯状细胞，越过睑板下沟后最多。睑板部结膜的组织结构在上下睑稍有不同，上睑结膜上皮细胞有2层：浅层为柱状细胞层，核呈卵圆形，与表面垂直；深层由立方形细胞组成，核也为卵圆形，轴向与表面平行。下睑结膜上皮细胞几乎全部由3~5层细胞构成，基底层为立方形细胞，中间为多边形细胞，表层多为圆柱状细胞。眶部结膜上皮细胞有3层，从表层到基底层依次为圆柱状细胞、多边形细胞和立方形细胞。穹窿部和球结膜的巩膜部上皮层通常由3层上皮细胞构成，即于立方形细胞层和柱状细胞层之间多了一层多边形细胞。由穹窿部至角膜缘，结膜中腺体逐渐减少，杯状细胞消失，逐渐类似表皮性质，但无角化现象。至角膜缘部，结膜上皮为复层鳞状上皮，上皮细胞层次明显增多，最表层为扁平细胞，深层为数层多边形细胞，基底层为单层圆柱细胞，基底细胞核大深染，胞质较少，且常含有色素颗粒。

2. 结膜固有层　为上皮下的结缔组织，可分为浅层的腺样层和深层的纤维层。

（1）腺样层　该层极薄，在穹窿部发育最好，厚度为50~70μm。此层的范围从穹窿部结膜起，终止于睑板下沟。球结膜的腺样层很薄，睑缘处该层缺如。腺样层由纤细而疏松的结缔组织构成，其中含有淋巴细胞、组织细胞和肥大细胞，淋巴细胞以眶部最多，沿睑板上缘分布，常聚集形成淋巴滤泡。腺样层组织在新生儿还未出现，于生后3~4个月开始最先在穹窿结膜处形成，出生第5个月睑结膜上部即可形成皱褶。

（2）纤维层　较腺样层厚，由胶原纤维及弹力纤维交织成网状，其间有血管和神经穿过，Muller平滑肌和Krause副泪腺也位于此层。在睑板部，纤维层移行为睑板组织，此处结膜下纤维层缺如。在上、下穹窿结膜下的纤维层因与上睑提肌和各直肌的腱膜鞘扩展部融合而加强。在球结膜的巩膜部则与眼球筋膜相融合，故此部纤维层实由眼球筋膜构成。纤维层内含有疏松的纤维结缔组织和丰富的弹力纤维，使结膜富有弹性和韧性。随年龄的增长，其弹力纤维成分逐渐减少、变性，结膜的弹性和韧性随之降低，组织也因此而变薄。

3. 结膜的腺体　包括大量黏液腺和副泪腺。

（1）杯状细胞　杯状细胞分泌含黏蛋白的黏液，参与构成泪膜。在全部结膜上皮中，杯状细胞的总数约为150万个，其分布密度为3000~7000/mm。状细胞的数量随年龄的增长而变化，青年时其数量和密度最大，其后逐渐减少，至35岁左右开始保持在一个稳定状态，至老年期后杯状细胞数量显著减少且逐渐萎缩。杯状细胞在结膜的分布并不均匀，穹窿部结膜、鼻侧结膜和半月皱襞处最多，睑缘部及角膜缘部结膜杯状细胞缺如。杯状细胞呈圆形或卵圆形，核扁平，靠近基底部，胞质含有大量黏液，PAS染色强阳性。

（2）副泪腺　与泪腺结构相似，包括Krause腺和Wolfring腺。①Krause腺：为浆液性泡管状腺，主要分布在穹窿部结膜固有层深层，也见于泪阜部。其数量在上睑为40多个，下睑为6~8个，多靠外侧，排泄管汇合成大的导管，开口于穹窿部。②Wolfring腺：体积较Krause腺大，分别位于上下睑板的上缘和下缘，其数量在上睑有2~5个，在下睑有1~2个，排泄管大而短，开口于穹窿部结膜。

（三）结膜的血管、淋巴和神经支配

1.结膜的血管　结膜的动脉血供来源于眼睑动脉弓和睫状前动脉。鼻梁动脉分出上睑内侧动脉和下睑内侧动脉，这两支动脉进入眼睑后，每一支又分为睑缘支动脉和周围支动脉，分别沿睑板的上下缘走行，与泪腺动脉分出的上下睑外侧动脉的相应分支吻合，形成位于睑缘的睑缘动脉弓和位于睑板周缘的周围动脉弓。上睑周围动脉弓分支穿过上睑板上缘与上睑提肌到达睑结膜下，其上行分支向上分布于穹窿部，在球结膜下前行成为结膜后动脉，供应球结膜。下睑周围动脉弓缺如时，由下睑缘动脉弓或下直肌肌动脉支供血。睑缘动脉弓在距睑缘约3mm的睑板下沟处发出分支，穿过睑板到达结膜下。睫状前动脉源于眼动脉肌支，沿4条直肌前行，在角膜缘附近穿入巩膜。在穿入巩膜前发出前支供应角膜缘，后支即结膜前动脉，它与结膜后动脉吻合供应角膜周围的球结膜。

2.结膜的淋巴　结膜的淋巴组织丰富，其淋巴管形成浅层淋巴网和深层淋巴网。深层及浅层淋巴网的淋巴液都向内外眦汇流，外侧汇入耳前淋巴结，内侧汇入颌下淋巴结。

3.结膜的神经支配　结膜的感觉神经比较丰富，主要来自三叉神经眼支和上颌支。

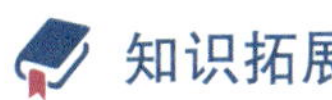

知识拓展

结膜炎

结膜炎是结膜组织在外界和机体自身因素的作用下发生的炎性反应的统称。虽然结膜炎本身对视力影响并不严重，但是当其炎症波及角膜或引起并发症时，可导致视力的损害。根据结膜炎的病情及病程，可分为急性、亚急性和慢性结膜炎三类；根据病因可分为细菌性、病毒性、衣原体性、真菌性和变态反应性结膜炎等；根据结膜的病变特点，可分为急性滤泡性结膜炎、慢性滤泡性结膜炎、膜性及假膜性结膜炎等。结膜炎患者不适合选用角膜接触镜类视光矫正器材。

四、泪器的结构

泪器从解剖学上可以分为分泌部和排出部。分泌部包括泪腺和副泪腺；排出部又称泪道，包括泪小点、泪小管、泪总管、泪囊和鼻泪管（图2-19）。此外，结膜囊、泪阜、半月皱襞、眼轮匝肌及睑缘等也对泪液的排泄发挥着重要的作用。

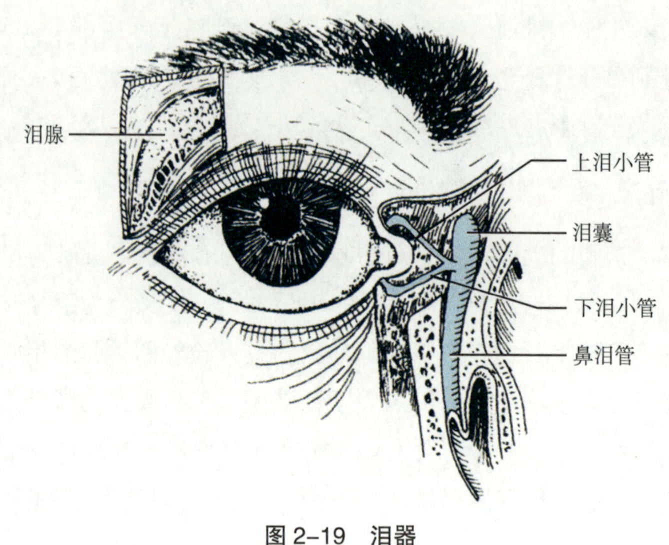

图 2-19 泪器

（一）泪腺

1. 泪腺的解剖学结构 泪腺为一扁椭圆形分叶状物，颜色淡黄，较眶内脂肪色泽为暗。泪腺位于眼眶的外上侧角，额骨的泪腺窝内，正常情况下隔着皮肤难以触及。前方借一薄层眶脂肪与眶隔和眼轮匝肌相连接，上方卧于泪腺窝内，后部与眶脂肪相连，下方与眼球为邻。泪腺在前方被上睑提肌外侧腱膜分为两部，上部较大，称为眶部泪腺，下部较小，称为睑部泪腺。眶部泪腺位于上睑提肌腱膜与泪腺窝骨膜之间，形状扁平微凹，与泪腺窝骨膜之间借纤细的结缔组织联系，下面与上睑提肌腱外侧腱膜相连，其前缘光滑锐利并平行于眶缘，后部钝圆与眶脂肪粘连。泪腺的神经和血管在外直肌的正上方，由后端中部进入泪腺。睑部泪腺较小，体积仅为眶部的1/3~1/2，形状扁平，位于上睑提肌腱膜与穹窿结膜外侧部之间。翻转上睑后，从结膜面隐约可见泪腺睑部鼓出。

泪腺排泄管有10~20个，其中眶部有3~5个，睑部有7~8个。排泄管大多开口于上穹窿结膜外侧部，距睑板上缘4~5mm处。由于眶部导管没有直接通到结膜囊，而须通到睑部再下行，因此，若手术切除泪腺睑部，在功能上相当于切除了全部泪腺。泪腺位于眼球与泪腺窝之间的狭小间隙内，故泪腺恶性肿瘤易累及眶壁向颅内蔓延。

2. 泪腺的组织学结构 泪腺属浆液腺，由腺小叶结构组成。腺泡呈圆形或管状，围绕中心管腔有两层细胞：内层为柱状细胞，为真正的分泌细胞，胞质内含有颗粒，分泌后颗粒则消失；基底细胞有肌上皮细胞的性质，形状扁平，有收缩性，位于薄层的基底膜之上。小的腺管结构与腺泡很相似，大的腺管除了有两层细胞结构外，在基底膜周围还有一层纤维组织膜。泪腺小叶间质在新生儿很少，随年龄的增长而不断增多，包括胶原纤维、弹力纤维、浆细胞及淋巴细胞等。

3.泪腺的血管、淋巴和神经支配　泪腺由眼动脉的分支——泪腺动脉供血，静脉血回流入眼静脉。泪腺的淋巴回流，先汇入结膜及眼睑淋巴系统，然后随外侧淋巴一起注入耳前淋巴结。支配泪腺的感觉神经为三叉神经的第一支——泪腺神经，支配泪腺的副交感神经兴奋时，可促使泪腺分泌大量稀薄的泪液，而交感神经则抑制这种泪液的分泌。

（二）副泪腺

副泪腺主要包括Krause腺和Wolfring腺，其组织结构与泪腺类似，已于结膜部分阐述。副泪腺负责基础泪液的分泌，以维持泪膜的形成，保持角膜和结膜囊表面的湿润。泪腺主要司反射性泪液的分泌，故当泪腺被大部分切除后，只要副泪腺功能正常，足以维持角结膜的湿润。正常情况下，泪液分泌速度为0.9~2.2μl/min。当眼部遭到刺激时，可反射性地分泌大量泪液，以冲洗和稀释有害物质。

（三）泪道

1.泪道的解剖学结构

（1）泪小点　为泪道的起始部，上下睑缘各一，位于睑缘的内侧部，为泪乳头顶端的两个圆形小孔，直径0.2~0.3mm。上泪小点位于内眦外侧6mm处，朝向下后，下泪小点位于内眦外侧6.5mm处，朝向上后，故闭睑时上下泪小点互不接触。每个泪小点周围都有结缔组织包绕，富含弹力纤维，有括约的作用。正常状态下，上下泪小点浸于泪液中，泪小点位置异常或梗阻时可引起泪溢。泪小点区由于缺少血管，故色泽略显苍白。

（2）泪小管　为连接泪小点和泪囊的部分，每侧上下睑各一，管径0.5~0.8mm。管长约10mm，由垂直部和水平部两部分组成。垂直部长1.5~2mm，开始部分垂直于睑缘向下，继而呈直角向内转弯与水平部相延续，连接处轻度扩张膨大形成壶腹。水平部长约8mm，上泪小管稍短，上下泪小管均向内眦部倾斜走行，汇合成泪总管后，开口于泪囊，也可分别汇入泪囊。

（3）泪囊　为一膜状囊，位于上颌骨额突和泪骨形成的泪囊窝内。泪囊平均长12mm，宽3~4mm，上1/3位于睑内侧韧带以上，其余2/3位于此韧带后方及以下。其顶端为一盲端，其位置在内眦上方3~5mm处，下端与鼻泪管相延续。泪囊窝的前部由上颌骨额突构成，后部由泪骨构成，内侧上半部是筛窦前小房，内侧下半部与中鼻道前部相邻。泪囊周围完全由骨膜包绕，眶骨膜分为两层，深层衬于泪囊窝骨壁之上，浅层从泪前嵴连接至泪后嵴，又称泪筋膜，泪囊即位于泪筋膜的深面。泪囊的前面由浅至深依次有皮肤、睑内侧韧带、眼轮匝肌和泪筋膜。距内眦角约10mm处，有内眦动脉、内眦静脉越过睑内侧韧带前方。做泪囊手术时应注意，切口不应过于偏向鼻侧，以免损伤内眦血管而引起出血。

（4）鼻泪管　为泪囊的下方延伸部分，向下开口于下鼻道。鼻泪管可分为骨内段和鼻内段，骨内段位于骨性鼻泪管内，长约12mm，鼻内段位于鼻腔外侧壁的黏膜内，长5~6mm。鼻泪管下端开口于下鼻道外侧壁的前部，距鼻孔侧缘约30mm。鼻泪管的形状差异较大，平时呈裂隙状，扩张时则呈圆柱状，其直径在成人平均为4mm，儿童为2mm。鼻泪管黏膜形成许多皱襞，形似瓣膜，但没有瓣膜的功能。位于鼻泪管下端的一个皱襞最大，称为Hasner瓣，为扁平瓣膜，为胎儿中隔残遗物，有阀门作用。

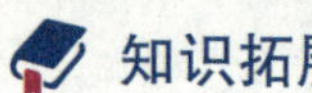

眼干燥症

眼干燥症是指由泪液的质和量的异常或泪液流体动力学异常引起的泪膜不稳定和眼表损害，从而导致眼部不适症状的一类疾病。其症状通常表现为干涩感、异物感、烧灼感、痒感、视物模糊、眼红、角膜接触镜不耐受等。眼干燥症是常见眼表疾病之一。引起眼干燥症的病因十分复杂，如全身性疾病、药物、环境污染、眼局部的炎性反应、眼睑位置异常及年龄等。长时间近距离用眼、视频终端的普及是加重眼干燥症的主要原因。近年来，随着视频终端的广泛使用及居住、办公环境空调设施的普及，眼干燥症已成为全球流行性疾病，我国眼干燥症的发病率逐渐升高，并有年轻化的趋势。

2.泪道的组织学结构　泪小点周围有富含弹力纤维的结缔组织环绕，泪小管内衬以无角化的复层鳞状上皮，上皮下富含弹力纤维，因此，泪小管伸展性较好，管径可扩大至原来的3倍。

泪囊和鼻泪管的组织学结构相同，均内衬以两层上皮，浅层为柱状上皮，深层为扁平上皮，柱状上皮细胞的基底部通过深层细胞达到基底膜。固有层可分为两层，上方为腺样层，含有淋巴细胞，下方为纤维层，含有大量弹力纤维，这些纤维与围绕泪小管壁的弹力纤维相连续。

五、眼眶筋膜与眼外肌

（一）眼眶筋膜

眼眶筋膜对眼外肌的功能与眼球运动至关重要，我们着重叙述眼球筋膜、Zinn总腱环、肌鞘、肌间膜及节制韧带。

1.眼球筋膜　硬脑膜包绕视神经至眼球后极，与包绕眼球之筋膜囊相融合。此包绕眼球的筋膜自角膜缘至视神经围绕整个眼球，故称为眼球筋膜囊。此膜呈淡黄色，其前部与球结膜紧密粘连在一起。二者在角膜缘外2~3mm区域联系很紧，不能分开，其后即比较易于分离。此膜至上下穹窿部分为两层，外层与穹窿部组织相延续，内层与球结膜相连接。眼球外肌穿过眼球筋膜中1/3时，膜也反折伸包绕每条肌肉，二者的关系如同衣服与袖子一样，此包绕肌肉的筋膜称为肌鞘。肌鞘在穿过筋膜处比较厚，越往后部越薄，到眶内则成一层透明薄膜，肌肉组织清晰可见。

眼球筋膜的组织结构据Schwalbe描述可分两层：外层为较厚，容易确定；内层则为薄而纤细的膜样组织，覆盖巩膜表面与肌肉附着点。两层中间为一潜在间隙，称为眼球筋膜囊间隙。在间隙内有纵行与斜行的结缔组织，有人认为间隙内有淋巴液，实际上并无任何体液存在。眼球筋膜炎即为此内层的炎症。此内层相当于一般认为的巩膜上组织。

2. Zinn总腱环 眼眶筋膜在眶尖处与颅内骨膜及硬脑膜相延续，在到达眶尖处增厚成一纤维环，此环为大部分眼球外肌的起点，称为Zinn总腱环。此环包围全部视神经孔及眶上裂的内侧部，呈椭圆形。所有通过视神经孔与眶上裂的重要神经、血管均经此环进入眼眶。在眶尖处，硬脑膜通过视神经孔后即分为内外两叶，Zinn总腱环居于两叶交界处。外叶覆盖眶骨内面成为骨膜，向前至眶缘处与面部骨膜融合。在眶前缘部，眶骨膜与面部骨膜相交处增厚成嵴，称为眶缘弓，上下睑之眶隔即开始于嵴上，因此可以认为眶隔也是眼眶筋膜的一部分。开始于眶尖的眼眶筋膜内叶继续包绕视神经前行，直至与眼球后极相连接处，延续成眼球筋膜。

3.肌鞘、肌间膜与节制韧带 如前所述，在眼球筋膜的中央处，6块眼球外肌穿过筋膜到达巩膜附着点。在此处，眼球筋膜外层反过来包绕眼肌直至其起点，这就是肌鞘。肌鞘的前部近附着点处比较厚，后部极薄。4块直肌的肌鞘向两侧延展并互相连续，此结构称为肌间膜。此膜在上直肌与外直肌间最厚。通过解剖证明，肌间膜从肌肉附着点至眼球后极附近比较厚，再后即逐渐变薄。肌间膜将眶内脂肪组织分隔为中心与周围两个部分，其中间部分称为肌肉圆锥。肌肉圆锥内的炎症、肿瘤与肌肉圆锥外者在临床表现方面有明显区别。例如，对肌肉圆锥内的炎症，从圆锥外引流不能将脓排出；圆锥内的肿瘤早期令眼球向前方突出，不扩展到肌肉圆锥以外等。肌间膜对眼球外肌手术亦有重要意义，如不切断肌肉间的联系，行4个直肌断腱术只能使该肌肉做有限的退后，一般不超过3~5mm。

眼肌鞘从眶面向外扩展直接或间接地附着于眶骨膜或眼眶其他组织上，这种结构称为节制韧带，一般从眼球赤道部水平的眶骨膜开始，向后延伸一定距离附着于肌鞘上。目前公认此结构的生理功能是，当主动肌收缩时限制其过度牵引，同时对拮抗亦有限制其过分弛缓的作用；节制韧带的发育异常为隐斜之常见原因。

Lockwoods支持韧带是在眼球下方从眶骨一侧到另一侧的一条纤维带，此带中部变宽，且形成一凹窝，形如吊床。眼球卧于其上，使其成为眼球下方的支持韧带。在支持韧带的扩展部，眼球筋膜与之紧密交织在一起，但各自的纤维尚可分辨。眼球筋膜在此处形成一孔，容下直肌通过，穿孔后缘的筋膜反折为下直肌鞘上部，穿孔前方的筋膜形成新月形。筋膜有前后二臂，一臂向后伸展成为下直肌下方的肌鞘，另一臂向前延长与下睑板相接。在此筋膜之下为下斜肌，鞘之上壁，二者混在一起，使此处的筋膜异常增厚。由于支持韧带从下方支撑，所以当上颌骨骨折，眶下壁塌陷时，眼球不致随之下沉。

眼眶眶隔是眼眶筋膜的一部分，由眶缘的筋膜向睑板及内外眦延展而成，环绕整个眼眶前部，将眶内容物与眼睑分开，使眶内容物不致脱出。上部眶隔向前附着于上睑板及眼睑皮肤，被上睑提肌纤维向前牵引，可以随眼睑运动一起皱缩。下部眶隔起自下眶缘，附着于下睑板下缘。

内、外眦韧带由眼眶筋膜的终末部分及上、下睑板两端向两侧扩展的纤维联结而成。内眦韧带直接起自睑板内侧端，向泪囊前方扩展，附着于泪前嵴；另有一小支附着于泪后嵴，内直肌的节制韧带即附着于其后面。如果内眦韧带两个头在外伤或手术时被同时割断，将引起内眦塌陷畸形。外眦韧带起自睑板外端，附着于颧骨结节上。

（二）眼球外肌

眼球外肌（图2-20）是司理眼球运动的肌肉，每眼有6块，即4块直肌和2块斜肌。除下斜肌外，其他眼外肌均起自眶尖部视神经孔周围的Zinn总腱环。肌肉起点的Zinn总腱环实际上不是一个完整的环，而由两个凹面相对的半弧形韧带组成。上部称眶上腱，上直肌全部、外直肌与内直肌的一部分起自此处。下直肌全部与外直肌、内直肌的其余部分起自眶下腱。从眶尖开始的眼肌从起点前行，走向各自的附着点，在眶内眼球后部由肌间膜联结形成肌肉圆锥。

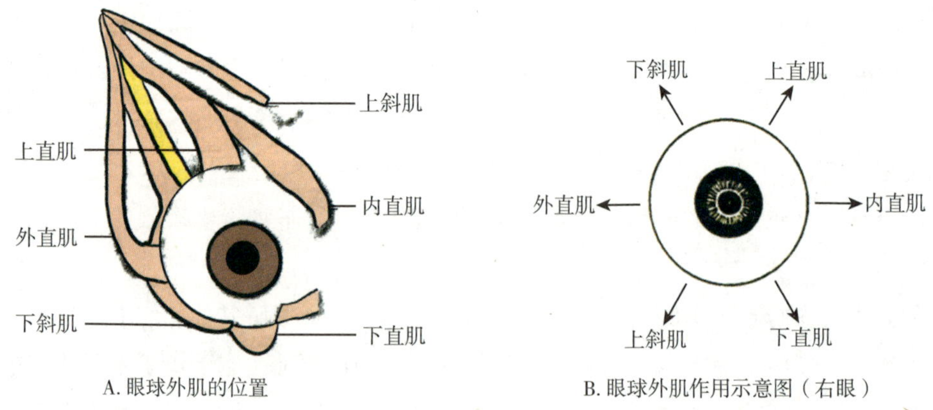

图2-20 眼球外肌

眼球外肌的巩膜附着点由与眼肌长轴平行的肌腱纤维组成。此纤维由纤维组织与弹力组织构成，除粗细不同外，此纤维在性质上与巩膜纤维基本相同。另外，因为肌腱纤维为纵向走行，巩膜纤维为多方向走行，因而形成了肌腱光泽的外观与巩膜白色不透明的外观。在肌腱中常有一些纤维在离附着点不远处自主肌腱分出附着于较后部的巩膜表面上，此部分纤维在做退后手术时易被忽视，而影响治疗效果。睫状前动脉一般为7支，其中上、下、内直肌均有2支，外直肌只有1支。此血管先供应肌肉，然后在肌肉附着点稍前方处分支呈直角进入眼球。6块眼外肌的解剖特点如下。

1.外直肌　起自围绕眶上裂Zinn总腱环的上外方，在眼球与眶外壁之间向前外方走行。肌肉长度为40.6mm，巩膜附着点距角膜缘6.9mm。肌腱长8.8mm，宽9.2mm。外直肌由第Ⅴ对脑神经支配，该神经自距Zinn总腱环15mm处进入肌肉。血液供应来自眼动脉外肌支和泪动脉。

外直肌的平面与牵引方向和眼球视轴一致，当眼球在第一眼位时，外直肌收缩只引起眼球外转，无其他副作用。

2.内直肌　起自眶尖Zinn总腱环内侧偏下方，在眼球及眶内侧壁间前行，与视神经鞘保持密切联系，最终附着于距角膜缘5.5mm的巩膜面上。内直肌全长40.8mm，在4块直肌中为最重、最厚、最强的肌肉。肌腱长3.7mm，宽12.3mm。内直肌接受第Ⅲ对脑神经的几个神经支支配，在距Zinn总腱环15mm处从内面进入肌肉。内直肌的血液由眼动脉的下肌支供给。

内直肌的节制韧带不是单一的膜，而是由多叶筋膜呈扇状附着于眶骨膜上。内直肌的节制韧带与外直肌相同，亦呈楔状，底部附着于眶内壁泪后峭的后方，并且附着于眶隔、泪阜及内眦穹窿部结膜。内直肌节制韧带前后宽8~10mm，比外直肌的节制韧带（6~8mm）宽；其厚度为1.0~1.5mm，比外直肌的（3.8~4.3mm）薄；其长度为15~18mm，比外直肌（18~20mm）短。内直肌节制韧带的弹力组织比外直肌的多。

内直肌的平面及牵引方向与眼球视轴一致。在第一眼位，内直肌收缩只引起眼球内转，而不合并其他副作用。

3.上直肌　起自眶尖Zinn总腱环上方，上睑提肌起点恰居于其上，二者靠得很近。胎生时，上睑提肌从上直肌鼻侧分裂出来，以后逐渐移至其上方。因此，两肌肉在眶后部共居于一个肌鞘内，到前部始分成2个鞘膜。上直肌鞘上方与上睑提肌鞘下方之间有许多纤维小带相连，在鼻侧缘联系更紧密。上直肌由第Ⅲ对脑神经支配，此神经先到达上睑提肌，然后由眶面进入上直肌。上直肌是神经自眶面进入的唯一眼外肌。上直肌在眼球与上睑提肌之间向前、向上、向外走行，与视神经鞘保持密切联系。上直肌附着于眼球垂直径线上方、距角膜缘77mm的巩膜面上。其附着线不与角膜缘平行，而是鼻侧端比颞端离角膜缘更近，整个附着线略偏于眼球垂直轴鼻侧。肌肉长41.8mm。肌腱长55.8mm，宽

10.6mm。上直肌从眼动脉的上肌支获得血液供应。

上直肌鞘与其他直肌相同，但无节制韧带。它与上睑提肌鞘紧密结合，而上睑提肌鞘又与眶上壁骨膜及上睑板相联系。上直肌鞘借纤维带与球结膜及穹窿相联系。上睑提肌筋膜向两端伸展，与内、外侧眶骨膜相连。上述这些联系既可以认为是上睑提肌的节制韧带，也可以间接起到上直肌节制韧带的作用。由于上直肌与上睑提肌间的紧密联系，二者神经核又非常接近，所以损伤时二者经常同时受累，若其中之一麻痹，则另一个也会显示不同程度的功能不足。

当眼球在第一眼位时，两眼视轴直向正前方，与颅骨矢状面大体平行。但眶轴则与头部矢状面大约成25°角。上直肌向前外方走向至其附着点，其肌肉长轴与视轴大约成23°角，即上直肌的牵引方向与眶轴的方向大体一致。由于上直肌附着在眼球上方、旋转中心前方，所以在第一眼位，上直肌收缩时其主要功能是使眼球上转。由于上直肌附着点偏于旋转中心鼻侧，所以可以产生眼球内转；同时由于牵引力方向与视轴所成角度，还可以产生令角膜垂直径线上端倒向鼻侧的内旋作用。内转及内旋为上直肌的两个次要功能。

4. 下直肌 起自眶尖Zinn总腱环的下方，向下、向外、向前在眼球与眶下壁之间走行，最终附着于眼球垂直径线下方距角膜缘6.5mm的巩膜面上。与上直肌相同，下直肌附着线鼻侧端比颞侧端更近角膜缘，其附着线的中点略偏眼球垂直径线鼻侧。肌肉全长40mm。肌腱长5.5mm，宽9.8mm。其牵引力方向与上直肌相同，在第一眼位与视轴成23°角。下直肌亦受第Ⅲ对脑神经分支支配。下直肌的血供来自眼动脉下肌支及眶下动脉。

下直肌鞘与其他直肌相同，只是其在前方分成两叶。上叶与眼球筋膜相延续，最后附着于角膜缘；下叶附着于下斜肌鞘后缘，然后与下方支持韧带融合。如前述，眼球下方的Lockwoods支持韧带的一部分由下直肌与下斜肌鞘在交叉部增厚而成。下直肌鞘与支持韧带及下斜肌鞘后缘之间有明显的纤维带相连，包括下方支持韧带，共同起下直肌节制韧带的作用。做下直肌退后手术时，如不分离此联系，则很难达到充分矫正效果。

下直肌的主要作用是令眼球下转，但由于其附着点偏于垂直径线鼻侧，故有内转作用；又由于牵引方向与视轴所成角度，有使角膜垂直径线上端倒向颞侧之外旋作用。

5. 上斜肌 起自眶尖Zinn总腱环内侧，恰在眶上内角Zinn总腱环与眶骨膜之间，约相当于内直肌起点水平。上斜肌由第Ⅳ对脑神经支配。该神经自眶内方横过肌肉，于距起点12mm处进入肌肉。其血液供应来自眼动脉上肌支。上斜肌沿眶上壁与眶内壁交角处前行，在到达眶缘处变为肌腱，并通过纤维组织形成滑车，离开滑车后，肌腱转向后外方向。继而在上直肌之下，横过眼球顶部，附着于眼球旋转中心后外方的巩膜面上。在离开滑车后，上斜肌之牵引方向与视轴约成51°角。上斜肉全长60mm。肌腱长20mm。

上斜肌腱在通过滑车时为一纤维带状，在向后外走行时呈圆柱形，但以后逐渐变宽。最后在近附着点处变成薄的扇形腱膜。全部肌腱表面均覆盖以从眼球筋膜扩展来的网状纤维组织，自滑车向后包绕肌肉，即成上斜肌鞘，此鞘在滑车前8~10mm比较明显，其后部分即变得不清楚，与肌肉被膜不易分清。上斜肌腔有很厚的鞘膜，肌腔与鞘膜间有一潜在的间隙，二者之间有许多小带相连。此鞘膜在眼球上方与上直肌、上睑提肌有广泛的纤维带相连。鞘膜的延伸部包绕滑车，且与眶隔及内侧眶骨膜连续。因此，在行上斜肌鞘内断腱术时，肌腱不致后退太多。肌鞘与周围的联系如过分紧密，能限制下斜肌的上转功能，称为上斜肌鞘综合征。

滑车亦为上斜肌鞘的一个特殊组成部分。它是一个弯曲有沟的透明软骨组织，被细纤维带固定于额骨膜上，管内有上斜肌腱通过。

上斜肌的附着线有非常大的个体差异。总体来讲，其为一个弓形线，凸面向后，平均长度为10.8mm。其前缘距上直肌附着点颞侧缘4.5mm，偏鼻侧0.5mm。其鼻侧缘即后缘，在上直肌附着点鼻侧后方13.6mm，偏鼻侧2mm。此点距视神经6.5mm。上方涡静脉即居于其附着线中点稍后数毫米处。

从机械学的观点分析上斜肌的作用，可以认为其是从滑车开始的。在第一眼位，上斜肌由于牵引力与视轴成51°角，所以其主要功能是旋转眼球。当上斜肌收缩时，角膜垂直径线上端倾向鼻侧，即内旋。但由于该肌在眼球上方折返附着于旋转中心之后，所以它将眼球后极牵引向上，使眼球前极向下转。又由于它的附着点靠眼球上部后外方，做收缩时也将产生一定的外转。所以，在第一眼位，上斜肌的主要功能为内旋，次要功能为下转及外转。

6. 下斜肌　与其他眼球外肌不同，下斜肌不起自眶尖，而是起始于眶骨内下缘稍后的骨质浅凹处。从此点向后外方及向上方在下直肌的下面走向眼球后外象限的巩膜附着点。该点大约与视网膜黄斑部同一水平。下斜肌由第Ⅲ对脑神经分支支配。该神经支从下斜肌横过下直肌下方，到达其颞侧缘处进入肌肉。眶下动脉及眼动脉下肌支供应下斜肌血液。下斜肌几乎全由肌肉构成。只在附着点处有少许肌腱组织。下斜肌附着线在外直肌覆盖下几乎呈水平形，其前端在外直肌附着点下缘后9.46mm，高于外直肌下缘2mm。其后端在视神经前方4.15mm。下斜肌附着线宽约9.58mm。肌肉全长37mm。

下斜肌的节制韧带起自肌肉起点后8~10mm处的肌鞘前缘，其方向为斜向前、外及下方，与肌鞘成110°角。此韧带长10~12mm，实际上是由筋膜构成的网状结构，附着于距眶前线4~5mm处。有人认为，此韧带有使下斜肌走行方向斜度减少的作用，特别在眼球内转时增强其上转作用，此点可用来解释下斜肌过强时内转受限现象。

下斜肌鞘的外叶扩展部从起点到下方支持韧带处紧密融合在一起。肌腱随鞘膜内叶前行，在外直肌穿过支持韧带过眼球筋膜处的后外方穿上述组织，到达黄斑部附近的巩膜附着点。在下斜肌附着点附近的筋膜向前与外直肌鞘融合，向后与视神经的硬脑膜融合。前一种联系有时较紧，有时较松；后睫状动脉与神经穿过筋膜后部和巩膜进入眼球。这两个联系对施行下斜肌附着点手术均甚重要，务必留意。

下斜肌的牵引方向与视轴成51°角，其主要作用在第一眼位为使角膜垂直径线上端倒向颞侧，即外旋；同时也有使眼球上转的次要作用。由于其附着点偏于旋转中心后外方，所以也有一定外转的次要作用。但有人认为，其附着点偏于旋转中心之前，因此有一定内转作用而不是外转作用。

知识拓展

“斗鸡眼”

婴幼儿在双眼单视形成过程中，很容易受外界因素影响，致使一眼注视目标，另一眼偏斜而不能往同一目标上看，于是就产生了斜视。医学上将眼球注视物体时向内侧斜视，称为内斜，也就是人们俗称的“斗鸡眼”。因为一只眼睛长期内斜，患者不能使用这只斜眼，久而久之，就会影响眼睛发育，常常并发弱视。若不及时治疗，将来视力也难以恢复。

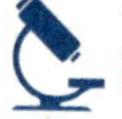

实训项目

实训2-5　眼外肌及其走向

【目的】

熟悉眼外肌走向，理解其作用机制。

【实训器材】

眼球标本、眼外肌标本、眼外肌模型。

【实训方法与步骤】

1. 观察眼球标本上眼外肌附着点。

2. 观察眼外肌标本和眼外肌模型，分析其用力的方向。

【实训作业】

列出各条眼外肌的用力方向。

任务5　眼的血液供应和神经支配

一、动脉

眼球及其附属器的血液供应主要来自颈内动脉的分支眼动脉和颈外动脉的分支上颌动脉发出的眶下动脉。其中，眼动脉发出的最重要的分支为视网膜中央动脉（图2–21）。

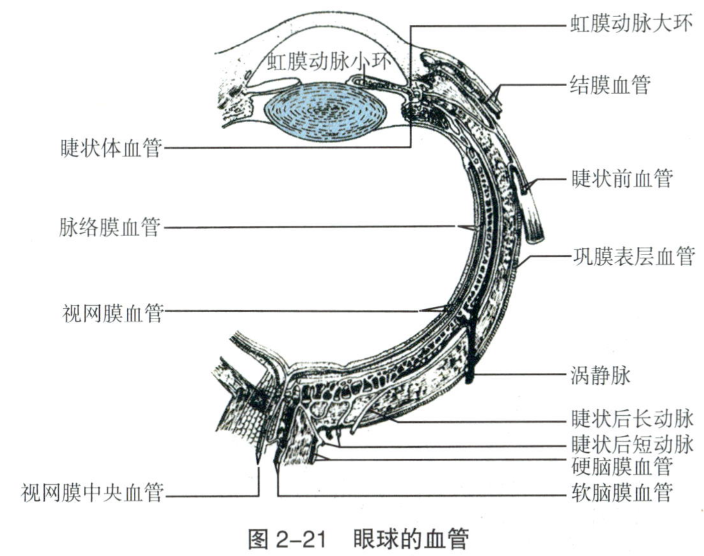

图2–21　眼球的血管

（一）眼动脉

眼动脉是供应眼球及其附属器血液的主要来源。眼动脉在颈内动脉从海绵窦穿出后发出，在视神经鞘膜内、视神经的下方伴随其穿过视神经管进入眼眶。入眶后位于Zinn总腱环内视神经与外直肌之间。眼动脉的分支如下。

1.视网膜中央动脉　是供应视网膜内层的主要血管，是眼动脉在眶尖部视神经孔附近发出的第一个分支。约25%的人由睫状动脉分出的睫状视网膜动脉供应视盘黄斑区视网膜营养，如有此血管存在，即使发生视网膜中央动脉栓塞，仍可保留黄斑区部分视力和视野。视网膜中央动脉先附着在视神经硬脑膜鞘的下方前行，在眼球后9~10mm处，于视神经的鼻下方向上转70°，穿过视神经硬脑膜和蛛网膜鞘达蛛网膜下隙；在蛛网膜下隙行走一段距离后，穿过软脑膜呈直角进入视神经中央前行，此段有视网膜中央静脉和交感神经纤维与之伴行，穿过筛板后进入眼球，位于视盘的表层，分成上、下两支；此两支走行至距视盘一定距离处，又各分成鼻侧支和颞侧支，向视网膜周边走行，并继续分出小分支，分别供应视网膜鼻上、鼻下、颞上和颞下象限。颞侧的动脉分支又分别发出黄斑上下、小动脉，在黄斑区形成密集的毛细血管网，但不进入中央区域，故在黄斑中心凹0.4mm左右的范围形成一个无血管区。视网膜中央动脉在视网膜内各分支之间的供应范围没有重叠，各分支之间也不发生吻合。

较大的视网膜中央动脉分支位于内界膜下，神经纤维层和节细胞层内。由于内界膜极薄，故可以看到其下方的视网膜血管。视网膜动脉是极少数能直接观察到的动脉之一，故临床上常通过对其观察以间接了解微循环的情况。小动脉不断分支，形成视网膜毛细血管网，主要营养视网膜的内5层。毛细血管网分为浅层和深层，浅层稍粗且稀疏，位于神经纤维层内；深层较细而致密，最深可达内颗粒层。视网膜毛细血管网的屏障功能显著，大分子物质不易通过管壁进入组织，且其毛细血管的管径很小，红细胞通过速度减慢，且须变形以利通过，这使得氧的交换面积大大增加，有助于视网膜的供氧，但血液黏滞性增加（如糖尿病）时也易引起毛细血管栓塞（图2-22）。

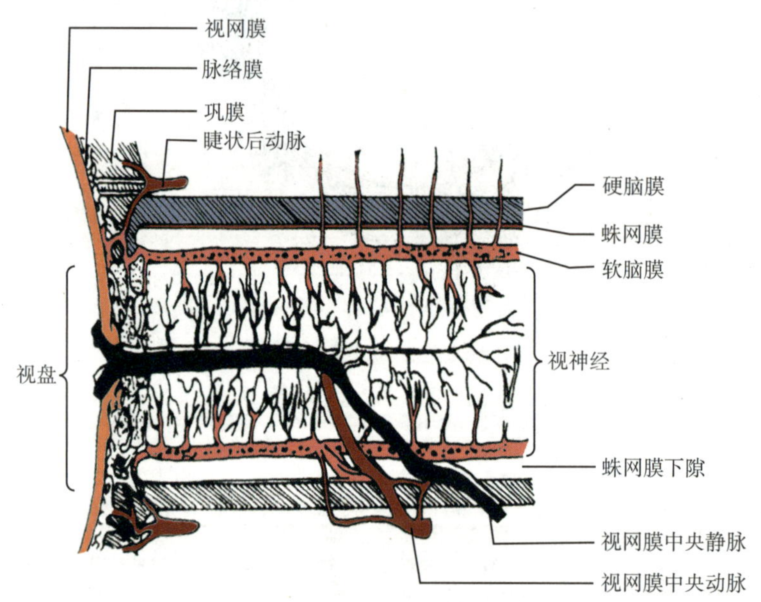

图2-22 视神经的血管供应

2.睫状动脉 是主要供应视网膜、脉络膜、睫状体和虹膜的血管系统，也供应小部分其他眼组织。眼动脉多先分出1~2个睫状后动脉主干，再在眼球后方、视神经周围分成十几个小支，大多数小分支为睫状后短动脉，其中鼻侧和颞侧各有一支为睫状后长动脉。

（1）睫状后短动脉 睫状后动脉在眼球后部围绕视神经发出5~20个小分支，称为睫状后短动脉。睫状后短动脉在视神经周围穿过巩膜进入脉络膜内，逐级分支，形成划区供应的脉络膜血管丛，主要供应脉络膜和视网膜的外5层。数支睫状后短动脉在视神经周围的巩膜内互相吻合，形成Zinn-Haller动脉环，此环发出小分支分布于视神经、筛板及视盘附近的视网膜等。

（2）睫状后长动脉　有两支，分别在视神经的鼻侧和颞侧斜行穿入巩膜，进入巩膜的位置较睫状后短动脉略靠前。穿入巩膜后至脉络膜上腔，并在其内前行。到达睫状体后部时，发出返支向后走行，分布于脉络膜的前部。至虹膜根部和睫状体交界处，发出分支围绕虹膜根部呈360°行，并与状前动脉的分支吻合，形成虹膜动脉大环；其中一些细小分支在瞳孔缘附近吻合，形成虹膜动脉小环，常不完整。

（3）睫状前动脉　指来自4条直肌的肌支动脉。在直肌的附着处，每条肌支动脉发出2支睫状前动脉，外直肌只发出1条睫状前动脉。这些动脉向前走行，在巩膜内发出许多小分支供应眼前部组织。睫状前动脉发出分支组成角膜缘血管网，并分支形成结膜前动脉，分布于角膜缘附近的球结膜，并与结膜后动脉吻合；在巩膜内形成深血管丛，供应巩膜与Schlemm管；还形成大的穿通支，于距角膜缘3~5mm处垂直穿过巩膜达睫状体，参与虹膜动脉大环的组成。

3.泪腺动脉　泪腺动脉于视神经孔附近的眼动脉起始处发出，与泪腺神经相伴行。沿眶外侧壁前行至泪腺。其终末支穿过泪腺继续前行，于睑外侧的上方分为上下睑外侧动脉，与相应的睑内侧动脉吻合，形成睑板的动脉弓，供应眼睑与结膜。

4.肌支动脉　肌支动脉多先分为两支主干，一支主干分出小分支供应上睑提肌、上直肌、上斜肌和外直肌，另一主干分支供应内直肌、下直肌和下斜肌。在4条直肌的止端，肌支动脉穿过肌腱发出睫状前动脉。

5.眶上动脉　眶上动脉与眶上神经相伴行，一起穿过眶上孔或眶上切迹，进入头皮和上睑，分支供应眼外肌、眶骨膜、前额、上睑和眉部的肌肉与皮肤。

6.筛后及筛前动脉　筛后动脉较细小，有时缺如，与筛后神经伴行，经过筛后孔离眶，分支供应后组筛窦和鼻腔上部黏膜；筛前动脉与筛前神经伴行，经筛前孔进入颅腔。再经过筛板前部筛孔进入鼻腔，分布于前组筛窦、中组筛窦、额窦和鼻腔等。

7.额动脉　又称滑车上动脉，为眼动脉的终末支之一，分布到额中部的骨膜肌肉和皮肤。

8.鼻梁动脉　供应鼻根部皮肤及泪囊。

9.睑内侧动脉　脉供应上下睑、结膜、泪囊、泪阜以及鼻泪管等。

（二）眶下动脉

眶下动脉由上颌动脉发出，经眶下裂入眶，沿眶下沟通过眶下管，从眶下孔出来，分布于眶下缘附近的面部。眶下动脉在眶内发出分支分布于下直肌、下斜肌、泪腺及泪囊。出眶下孔后在面部分支供应下睑及泪囊。

二、静脉

眼的静脉主要有视网膜中央静脉和涡静脉。眼的静脉血主要有3个回流方向：向后通过眼上下静脉经眶上裂回流至海绵窦，这是最主要的回流方向；向前通过眼静脉与内眦静脉吻合，回流入面静脉系统；向下经眶下裂汇入翼状静脉丛。

1.视网膜中央静脉 在眼球后极部，来自视网膜不同部位的小静脉汇合成颞上、颞下、鼻上和鼻下共4个中央静脉主干，再由颞上支与鼻上支汇合成上支，颞下支与鼻下支形成下支在视盘处汇合形成视网膜中央静脉主干。静脉的构成与动脉相似，正常动静脉直径比约为2∶3。视网膜中央静脉与视网膜中央动脉相伴行，穿过巩膜筛板于眼球后约12mm处离开眼球。动静脉行进中常互相交叉，交叉处动脉和静脉形成一共同的纤维鞘。动静脉靠得最近处，相邻管壁仅以一薄层内皮细胞和基膜相分隔，因此两者的病变常可互相影响。在视神经处，静脉位于动脉的外侧，但静脉在蛛网膜下隙内的行程比动脉略长。视网膜中央静脉收集视网膜内5层、视盘和视神经的静脉血。视网膜中央静脉经眼上静脉或直接回流入海绵窦。

2.涡静脉 赤道前的静脉向后与脉络膜后部的静脉相汇合，形成4~6支涡静脉，在上下直肌的两侧赤道部的后方斜向穿出巩膜。各涡静脉穿出巩膜的位置大致为：颞上静脉约在赤道部后8mm处穿出巩膜，且和上斜肌腱紧贴；颞下静脉在赤道部后6mm穿出巩膜，靠近下斜肌腱；鼻上静脉在赤道后7mm，鼻下静脉在赤道后5.5mm处穿出巩膜（图2-23）。

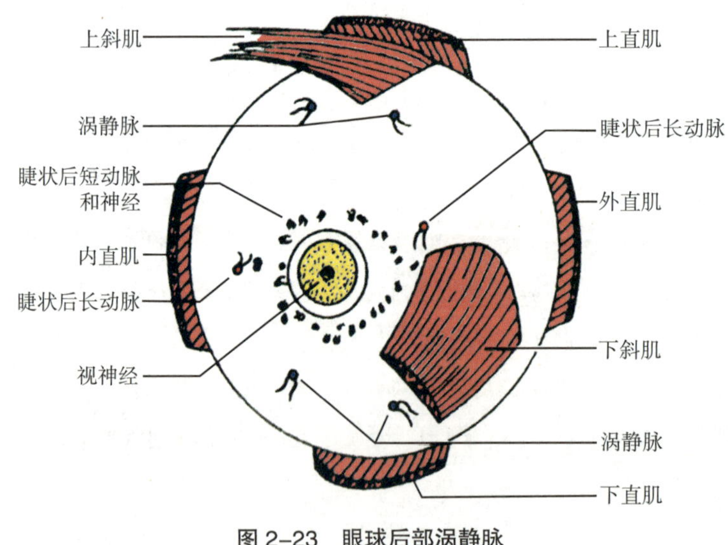

图2-23 眼球后部涡静脉

涡静脉斜行穿过巩膜，在巩膜内行程约5mm，其属支呈丛状，支间联合，类似旋涡结构，故称涡静脉。此静脉接受脉络膜、部分虹膜睫状体以及视网膜外层的静脉血，此外还接受巩膜内血管丛和角膜缘血管网的血液。两个上涡静脉大多先汇入眼上静脉，少数汇入泪腺静脉或眼肌静脉；两个下涡静脉则注入眼下静脉，或通过吻合支汇入眼上静脉。

3.睫状前静脉 主要引流虹膜、睫状体的血液，此外，在巩膜内还与巩膜静脉窦相联系，形成巩膜内静脉丛，参与房水的引流。在穿出巩膜表面时还接受巩膜表层静脉丛的汇入。上半部静脉回流入眼上静脉，下半部静脉回流入眼下静脉，大部分经眶上裂注入海绵窦，一部分经眶下裂注入面静脉和翼腭静脉丛，进入颈外静脉。

4.眼上静脉 眼静脉共有两支，即眼上静脉和眼下静脉。眼上静脉较眼下静脉粗，是眶内最大的静脉，在鼻根附近由睑内侧静脉与眶上静脉吻合形成。眼上静脉没有静脉瓣，但眶上静脉和睑内侧静脉却有瓣膜，因此静脉血流的方向只能是由眶上静脉、睑内侧静脉及面静脉流向眼上静脉。眼上静脉通过眶上裂入颅，注入海绵窦，也可于眶上裂处先与眼下静脉吻合后再进入海绵窦。注入眼上静脉的包括眶上静脉、睑内侧静脉，以及眼动脉分支的伴行静脉和两个上涡静脉。

5.眼下静脉 眼下静脉汇入眼上静脉，向后经眶上裂汇入海绵窦，或直接汇入海绵窦；还可形成另一分支，经眶下裂与翼状静脉丛相交通，在眶下缘与面静脉也有交通支。眼上下静脉在走行过程中也借一些交通支彼此相通。眼下静脉收集眼球下部结构的静脉血，如下睑、泪囊区、下直肌、下斜肌以及两个下涡静脉等。

6.海绵窦 位于颅中窝蝶骨体的两侧，为一由内皮衬里的含有许多窦状腔隙的静脉管道，因其切面呈海绵状而得名。海绵窦的内侧为蝶窦，内上方有垂体，外侧为颅中窝及大脑颞叶。颈内动脉在海绵窦内通过，窦的外侧壁还有动眼神经、滑车神经、三叉神经眼支及上颌神经等经过，展神经则在窦内穿行。由于海绵窦内有以上重要的血管及神经通过，故当海绵窦发生病变时，这些结构也会受到影响，出现相应的表现。如海绵窦发生炎症时，可能损害在其内通过的脑神经，引起海绵窦综合征。其中展神经由于在海绵窦内走行，故最早出现与展神经有关的症状。海绵窦接纳眼上下静脉、视网膜中央静脉、脑膜中静脉分支、脑静脉等的汇入。由于眼静脉与面静脉、海绵窦、鼻腔和翼状静脉丛等处静脉都有丰富的吻合，且这些静脉没有静脉瓣，因此面部皮肤炎症或鼻旁窦感染等均可通过这些静脉吻合蔓延，并侵及海绵窦。

三、神经

眶内的神经包括视神经、运动神经、感觉神经及自主神经。视神经见本章第三节视路。

（一）眼的运动神经

眼球的运动由6条眼外肌完成，眼外肌受动眼神经、滑车神经和展神经的支配，动眼神经和面神经还参与眼睑和眼内肌的活动（图2-24）。

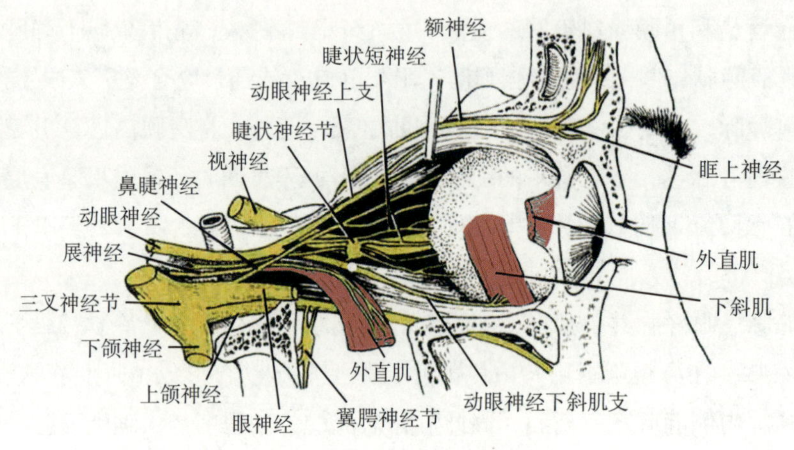

图 2-24 眶内的神经

1.动眼神经 动眼神经是第Ⅲ对脑神经，包括支配内直肌、上直肌、下直肌、下斜肌、上睑提肌的运动纤维，以及支配睫状肌和瞳孔括约肌的副交感纤维。动眼神经核位于中脑被盖部中央灰质的腹侧，动眼神经运动纤维在大脑脚之间穿出中脑，经海绵窦外侧壁向前，经眶上裂入眶后分支。上支进入上直肌，终止于上睑提肌；下支分成3支，支配内直肌、下直肌和下斜肌。动眼神经副交感纤维发自中脑E-W核，经下斜肌支到睫状神经节交换神经元，节后纤维走行于睫状短神经内，然后穿过巩膜，进入眼球，支配瞳孔括约肌和睫状肌。

2.滑车神经 滑车神经是第Ⅳ对脑神经，为行程最长的脑神经，支配上斜肌的运动。滑车神经核位于中脑大脑导水管腹外侧中央灰质内，滑车神经自核背外侧面发出，前行于海绵窦外壁。滑车神经经眶上裂入眶，在上睑提肌与眶顶骨膜间向前内方走行，于上斜肌的中、后1/3交界处进入并支配该肌。

3.展神经 展神经是第Ⅵ对脑神经，支配外直肌。展神经核位于脑桥中分的背侧。展神经起自核的背面和内侧，进入海绵窦中行于颈内动脉下外方。由于展神经与颞骨岩部尖端十分接近，一旦发生颅骨骨折、占位性病变，展神经多因受压而致麻痹性内斜视，易出现复视。在动眼神经的2个分支之间经眶上裂宽部入眶，向前终止于外直肌。

4.面神经 面神经为第Ⅶ对脑神经，主要为支配面部表情肌的运动纤维，还含有部分感觉神经纤维和副交感神经纤维。面神经核位于脑桥下部，由茎乳孔出颅，分出许多终末支，支配面部表情肌，其中颞支分布于上睑，颧支分布于下睑，支配眼轮匝肌。面神经的副交感神经起自脑桥泪腺核，在蝶腭神经节交换神经元，进入泪腺神经支配泪腺。

（二）眼的感觉神经

眼球及其附属器的感觉由三叉神经的第一支眼神经和第二支上颌神经的分支支配。

1.眼神经 是三叉神经最小的分支。眼神经起自三叉神经节，向前进入海绵窦的外侧壁。当神经向前行时，由颈交感丛的细支及来自动眼神经、滑车神经和展神经的本体感觉支加入。进入眼眶后分成3支，即泪腺神经、额神经和鼻睫神经。

（1）泪腺神经 是眼神经三分支中最小的一支，于外直肌上方与泪腺动脉同行至泪腺。在穿过眶隔后分布于上下睑颞侧的皮肤和黏膜，司上述区域的感觉。

（2）额神经 是眼神经中最大的分支，走行于眶顶和上睑提肌之间，分成眶上神经和滑车上神经，分布于额顶部和上睑皮肤。

（3）鼻睫神经 是3支中最早发出的分支，首先在视神经外侧前行，然后向前达内直肌和上斜肌之间。鼻睫神经通过筛前孔离眶，此处称为筛前神经。鼻睫神经的分支如下：①睫状神经节长根或感觉根，鼻睫神经进入眼眶时分出，进入睫状神经节后上方，发出节后神经纤维通过睫状后短神经，于视神经四周贯穿巩膜进入眼内，司眼内组织的一般感觉。②睫状长神经，共有2支，当鼻睫神经越过视神经上方时发出，与来自睫状神经节的睫状短神经吻合并穿过巩膜，在视神经周围向前深入至脉络膜和巩膜，分布到睫状体、巩膜和角膜。该神经由支配睫状肌和瞳孔开大肌的交感神经节后纤维和支配角膜的感觉纤维组成。③滑车下神经，在鼻睫神经离眶前发出，自上斜肌的滑车下经过，穿过眶隔和眼轮匝肌出现于面部，支配泪阜、泪小管、泪囊、结膜，以及内眦附近的皮肤；④筛后神经，靠近筛后孔出现，进入筛后孔，支配筛骨和蝶窦。

2. 上颌神经 是三叉神经的第二分支，发自三叉神经半月节的前缘，经海绵窦的下缘由圆孔出颅，进入翼腭窝，通过眶下裂入眶。入眶后上颌神经更名为眶下神经，与眶下动脉伴行，前行于眶下沟、眶下管，通过眶下孔达面部，分布于下睑的皮肤和结膜、鼻窦的皮肤、颊黏膜和上唇的黏膜。

（三）眼的自主神经

眼的自主神经可分为交感神经与副交感神经。与眼部有关的交感神经节为颈上神经节，副交感神经节有睫状神经节和蝶腭神经节。

1. 交感神经 眼的交感神经来自颈上神经节交感纤维，部分纤维随颈外动脉支配面部，司血管舒缩。眼内的交感神经有以下功能：①支配上睑提肌，与动眼神经上支伴行；②支配瞳孔开大肌，随三叉神经眼支入眶，经鼻睫神经分两部分进入眼球，经睫状长神经、睫状短神经和睫状神经节交感根支配瞳孔开大肌；③支配眶底平滑肌，由颈内动脉周围交感丛发出，进入上颌神经，经眶下裂入眶，支配眶底平滑肌；④支配泪腺，发自颈动脉丛，经颧神经、颧颞神经、泪腺神经分布于泪腺。

2. 副交感神经 眼的副交感神经有以下功能：①缩瞳与调节，由睫状神经节发出节后纤维，经睫状短神经入眼，支配瞳孔括约肌和睫状肌，发挥缩瞳和晶状体调节作用；②泪腺分泌，蝶腭神经节发出节后纤维，经蝶腭神经入上颌神经，再经颧神经、颧颞神经、泪腺神经分布于泪腺；③对光反射，神经纤维由动眼神经副核发出，经动眼神经入眶，在睫状神经节交换神经元后，随睫状短神经入眼，支配瞳孔收缩；④近反射，包括瞳孔缩小、晶状体调节和双眼集合3种联合反射。

目标检测

答案解析

一、单项选择题

1. 下列结构不属于泪器的是（　）

A. 泪腺　　B. 泪点
C. 泪小管　　D. 泪囊窝
E. 鼻泪管

2. 关于玻璃体的描述，正确的是（　）

A. 位于虹膜与晶状体之间　　B. 玻璃体前面凹陷称玻璃体凹
C. 富含血管神经　　D. 对视网膜起营养作用
E. 玻璃体发生混浊时，不影响视力

3. 眼球壁中膜由前向后分别是（　）

A. 虹膜、睫状体、脉络膜　　B. 瞳孔、虹膜、睫状体
C. 虹膜、脉络膜、视网膜　　D. 瞳孔、睫状体、脉络膜
E. 脉络膜、睫状体、虹膜

4. 关于巩膜静脉窦的描述，正确的是（　）

A. 位于角膜内　　B. 位于角膜缘处的巩膜实质内
C. 位于虹膜内　　D. 巩膜静脉窦垂直穿出眼球壁
E. 与房水的循环无关

5. 关于晶状体的描述，错误的是（　）

A. 位于虹膜的后方、玻璃体的前方
B. 晶状体外面包有晶状体囊
C. 呈双凸透镜状，无色透明，有丰富的血管和神经
D. 晶状体实质由平行排列的晶状体纤维所组成
E. 晶状体若因疾病或创伤而变混浊，称为白内障

6. 关于角膜的描述，错误的是（　）

A. 角膜占纤维膜的后1/6　　B. 无血管，富有感觉神经末梢
C. 角膜具有屈光作用　　D. 无色透明且富有弹性
E. 营养物质来源于毛细血管、泪液和房水

7.关于黄斑的描述，正确的是（　）

A.位于视神经盘的鼻侧约3.5mm稍下方

B.位于视网膜脉络膜部

C.由密集的视杆细胞构成

D.是感光最敏锐处

E.黄斑中央凹0.5mm范围内有丰富的血液供应

8.在眼球屈光装置中起主要作用的是（　）

A.角膜　　B.房水

C.晶状体　　D.玻璃体

E.视网膜

9.关于视网膜的描述，错误的是（　）

A.视网膜的视部分为色素上皮层和神经层

B.视网膜视部全都有感光的能力

C.视网膜属于眼球壁的内层

D.视网膜视部最大、最厚，附于脉络膜的内面

E.视网膜分为虹膜部、睫状体部、脉络膜部三部分

10.患者，男，46岁，因外伤后左眼出现斜视，诊断为内直肌瘫痪，其可能出现的斜视类型为（　）

A.内上斜视　　B.外下斜视

C.外上斜视　　D.内斜视

E.外斜视

二、思考题

1.简述眼球壁的组成。

2.简述房水的产生部位、循环途径和临床意义。

（陈文苑　谢　婷）

书网融合……

小结

习题

微课

项目三　眼的发育

PPT

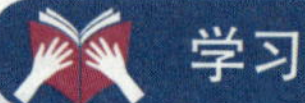

学习目标

1. 掌握　眼球壁、眼内容物、视神经、眼血管系统的发育。
2. 熟悉　眼附属器的发育。
3. 了解　眼发育异常情况和先天性畸形。
4. 培养敬畏生命、珍爱生命的人生观。

任务1　胚眼的早期发育

胚泡在受精卵第5~6天开始植入子宫内膜，约在第7天分化形成两层细胞。下方的一层称为内胚层，随后形成封闭的囊，称为卵黄囊；上方的一层称为外胚层，增殖分化形成囊腔，即羊膜腔。外胚层与其下方的内胚层紧密相贴，形似盘状结构称为胚盘，是胚胎发育的原基。随后在内、外胚层之间会形成一新的细胞层，称为中胚层，从而形成了三胚层胚盘。

胚胎发育至18~19天（两周左右），原结头部中线两侧的外胚层增厚，形成了一个头端宽大、尾端狭小的细胞层，称为神经板。神经病由神经外胚层细胞构成，其左、右侧缘隆起，形成神经褶，中央凹陷，形成神经沟。神经沟至22天左右开始闭合，逐渐形成了神经管（图3-1），至27天（三周左右）完全闭合。神经管是中枢神经系统的原基，后期分化为脑和脊髓，胚胎第4周末，神经管头端逐渐扩大，形成三个连续的膨大，即前、中、后原始脑泡。

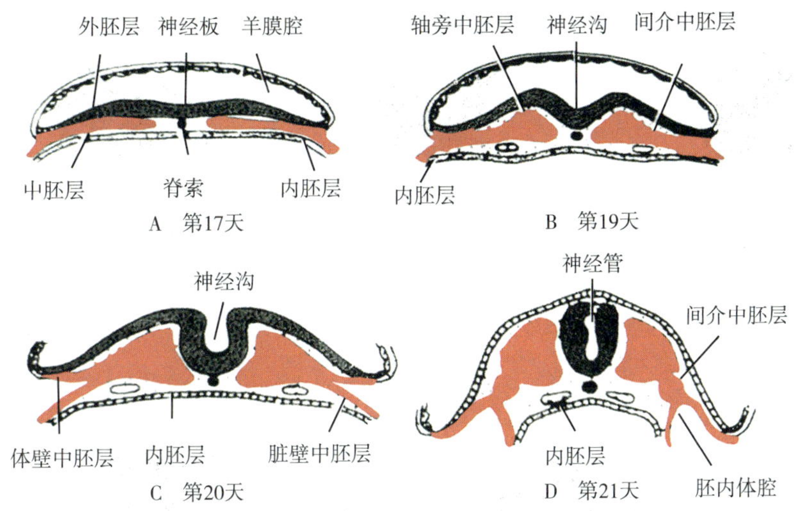

图 3-1　神经管的形成

任务2　胚眼的发生和形成

胚胎2周（胚长约2.6mm）时，前脑神经褶的两侧出现凹陷，称视凹。胚胎3周时（胚长3.2mm），神经沟封闭，视凹变深，在前脑两侧形成对称的囊状突起，即视泡。视泡与前脑相通，其远端逐渐扩大，与大脑远离，近脑端细窄，形成视茎，为视神经原基（图3-2）。

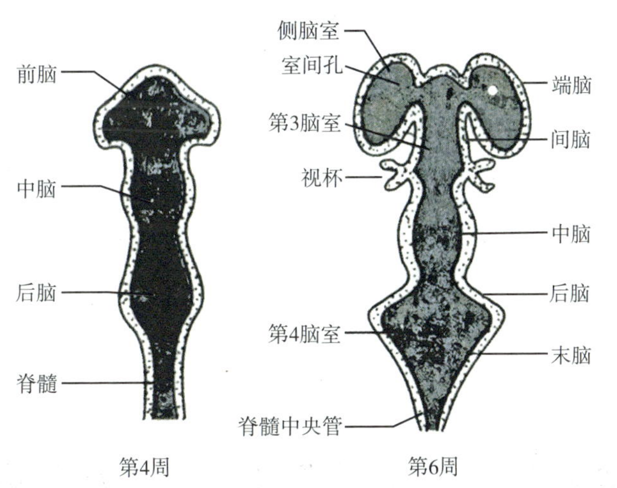

图 3-2　视泡的发育

胚长4mm时，构成视泡的神经外胚层和覆盖其上的体表外胚层逐渐接近，二者接触后，体表外胚层迅速增厚形成晶状体板，随后晶状体板内陷成凹状并逐渐加深，且逐渐与表面外胚层脱离，形成晶状体泡（图3-3）。

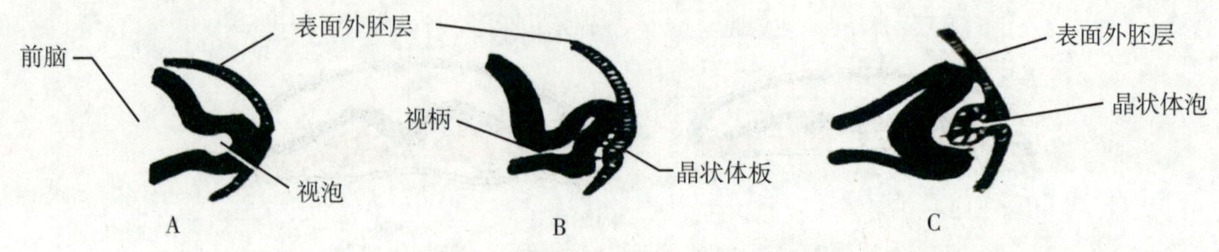

图 3-3 视泡、晶状体泡的发育

与此同时，视泡的顶端凹下变扁平，上方增大，形成有双层细胞壁的杯，即为视杯（图3-4）。

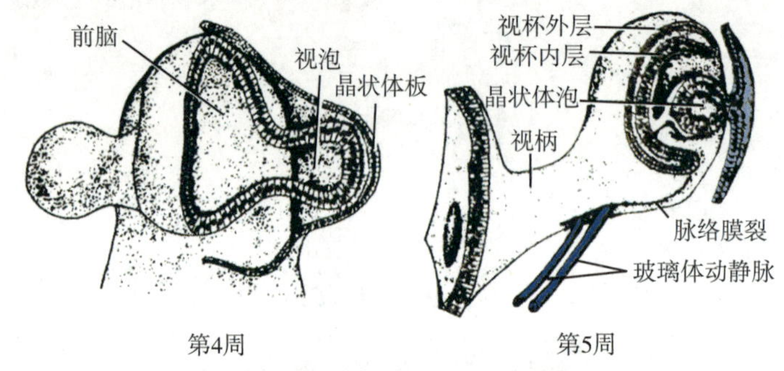

图 3-4 视泡、视杯的发育

视杯逐渐加深后，包围晶状体的上方和两侧，在前端形成原始瞳孔。在视杯早期，其下缘有一裂缝，称为胚裂，围绕视杯的中胚层玻璃体动脉由此进入视杯内。视神经纤维经胚裂到达视茎形成视神经。视杯的内层演变成视网膜的神经层，外层则演变成视网膜色素上皮层。而视杯边缘部，内层分化为虹膜色素上皮层与睫状体的非色素上皮层，外层分化为瞳孔括约肌、瞳孔开大肌和睫状体色素上皮。

胚裂于胚胎第5周（胚长12mm）时开始闭和，由中部开始向前后延展，当胚长达17mm时，除沿视茎下面外，其余完全闭合。围绕视杯和晶状体泡的中胚层形成脉络膜和巩膜的始基，此时已具有眼球各部分的雏形，即胚眼（图3-5）。在胚眼形成过程中，如视泡不发生，则形成无眼畸形；如两个胚眼合并为一个，则发生独眼畸形；如胚裂闭合不全时，可形成先天性脉络膜缺损或虹膜睫状体缺损。

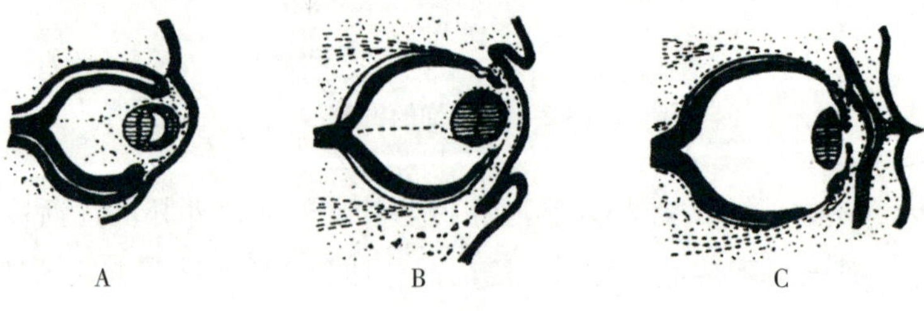

图 3-5 胚眼的发育

任务3 眼球的发育

一、眼球壁

眼球壁由神经外胚层、体表外胚层和中胚层发育而成。其中，神经外胚层发育为视网膜、视神经、虹膜上皮、瞳孔括约肌和开大肌、睫状体上皮和玻璃体；体表外胚叶发育为晶状体、角膜上皮、结膜、眼睑皮肤和泪器；中胚叶发育为血管、巩膜、角膜实质及内皮、虹膜实质、睫状肌、脉络膜、眼外肌、眼眶、原始玻璃体、眼睑肌肉及睑板。

（一）角膜

晶状体囊泡从体表外胚层分离后，体表外胚层又重新融合为一层立方上皮，以后衍化成角膜上皮层。胚胎6周时，角膜上皮为2层，胎儿5个月时为3层，出生时4层，出生后4~5个月发育成5~6层。胚胎第6周末，前房开始形成，前半中胚层组织形成角膜基质层和内皮细胞层。胎儿3~4个月，基质层前部细纤维形成前弹力层，内皮细胞分泌形成后弹力层。胎儿5个月至出生，角膜除增大和上皮增厚外，无明显变化。

（二）巩膜

胚胎第2个月末由视杯周围的中胚层叶形成。巩膜先由角膜缘和眼外肌附着处开始形成巩膜纤维并向后进展，至胎儿第5个月巩膜发育完成。

（三）脉络膜

胚胎3~4mm时，在视泡的下部外表面有中胚层组织发育为脉络膜毛细血管，同时有色素颗粒出现。胚长8~10mm时，视杯外层有小血管覆盖，胚长13mm时，脉络膜毛细血管基本发育完毕。胚胎2个月末时，眼球中部开始出现疏松的静脉管道，以引流脉络膜毛细血管；胎儿3~4个月时，涡静脉形成的同时，脉络膜大血管层亦逐渐形成；胎儿5个月时，在大血管和毛细血管之间开始形成中间血管层，并出现色素细胞；胎儿6个月，Haller-Zinn血管环已经完全吻合；至胎儿7个月时，脉络膜血管密度增加，分化更精细，毛细血管小叶结构明显。

（四）睫状体

除睫状体上皮由神经外胚层发育而来外，睫状肌由睫状体部位的中胚层增厚分化而成，出生时纵行肌纤维已发育完全，而环状肌纤维则继续发育，其发育程度和眼的屈光有关。睫状体血管于胚胎2个月时在睫状突部位出现，为静脉，胎儿6个月时，由虹膜大动脉环发出动脉分支进入睫状突。

（五）虹膜

在胚胎第6周末（22mm），体表外胚层和晶状体之间的中胚层形成一处裂隙，即前房始基。裂隙后壁形成虹膜的基质层，中央较薄处称为瞳孔膜，胎儿第7个月此处开始萎缩形成瞳孔，若萎缩不全则形成先天形瞳孔残膜。虹膜上皮、瞳孔括约肌和瞳孔开大肌则由神经外胚层发育而来。

（六）前房、前房角

胚胎6周末，角膜和前房开始出现。胚胎第2个月末期，巩膜开始增厚，第3个月末形成眼缘，并由视杯缘静脉丛衍变成巩膜静脉管，此管出现后不久，其内侧中胚层即分化出小梁网。前房角内中胚层组织逐渐萎缩，房角底部向后加深形成前房角，这种变化在胎儿6个月时开始，出生前完成。若不能正常萎缩，小梁网发育异常则导致先天性青光眼。

（七）视网膜

视杯外层形成的色素上皮层为单层细胞，形成视网膜色素上皮层。在胚胎4周时，细胞内出现色素颗粒，5周时细胞内已充满色素，视杯内层高度分化，形成视网膜神经上皮层。

1. 视网膜神经上皮层 胚胎12mm时，视杯内层分为两区，即深部有8~9行椭圆形细胞核的原始神经上皮层和表面核较少的边缘区，原始眼泡的内面有细小的纤毛覆盖。

当胚胎17mm时，细胞分裂增殖，深层细胞进入边缘区。胚胎21mm时，视网膜分为内、外成神经细胞层和两层之间的无核层，称为Chievitz过渡性纤维层。当胚胎3~7个月时，两层成神经细胞层继续分化，内层分化为Müller细胞、神经节细胞和无长突细胞，外层则分化为双极细胞、水平细胞和圆锥细胞。覆有纤毛的外界膜，其表面存在较大的丝状结构，即视杆与圆锥的前身。Chievitz纤维除黄斑外逐渐消失。在胎儿长170mm时，视网膜各层已基本形成。

2. 玻璃膜（Bruch膜） 介于色素上皮和脉络膜之间。在胚胎5周开始出现并逐渐增厚。胚胎8周时已形成。电镜下可见5层，即色素上皮的基底膜、内胶原层、中间弹力纤维层、外胶原层和脉络膜毛细血管的基底膜。

3. 黄斑 视网膜后极部分化最早，但视网膜黄斑的分化却有其特殊性。胚胎3个月时，视网膜黄斑开始出现在视乳头颞侧视网膜中央部，但其发育程度较周围视网膜缓慢，Chievitz纤维仍继续存在。直至胎儿7~8个月时才开始迅速分化。胎儿7个月时中心凹出现，该处神经节细胞变薄，外丛状层变宽，纤维增长，神经节细胞向中心凹周围外移。出生时Chievitz纤维大部分消失，中心凹的神经节细胞只余一层，内核层较薄，外核层只有一单圆锥细胞，而在视网膜黄斑周边则有3~4层，视网膜黄斑区无视杆细胞。由于视锥细胞还未发育完全，所以婴儿出生时尚不能固视。

出生以后，外核层圆锥核加多变长，内核层和神经节细胞在中心凹处继续变薄，该处神经节细胞退向其周边部，使之加多达6~7层，形成明显的中心凹。外丛状层散开，其纤维与retina神经纤维排列平行，称作Henle纤维。出生后4个月，Chievitz纤维完全消失，视网膜黄斑发育完全。

4. 周边视网膜的发育　胚胎2个月末（26mm）时，视网膜发展至赤道部，胎儿3个月（65mm）时到达锯齿缘。至胚胎6个月时，锯齿缘已具雏形，此时在周边视网膜出现一薄的神经纤维层。与此同时，睫状突也同步发育，到胎儿8~9个月时，锯齿缘已完全形成。但在出生后，由于平坦部与锯齿缘部分的发育不均衡，锯齿缘部分可继续增长扩大，至出生后约2岁才停止。

二、眼内容物

（一）玻璃体

玻璃体的发育分三个阶段（图3-6）。

1. 原始玻璃体（primary vitreous）　胚胎第6周（18mm）时发育完成，由原始视泡和晶状体之间的原生质形成，其中充满外胚层及中胚层的纤维组织。外胚层主要为从视网膜和晶状体来的细胞成分，中胚层主要是由胚裂进入玻璃体腔的透明血管成分。

2. 第二玻璃体（secondary vitreous）　胚胎第6~12周，透明样血管逐渐萎缩，由视杯内层产生无血管的玻璃体，将原始玻璃体挤向眼球中央和晶状体后面，由于原始玻璃体与第二玻璃体的密度不同，在其交界面可见原始玻璃体明显的分界，其所在处称为Cloquet管，其内有玻璃体血管通过。

3. 第三玻璃体（tertiary vitreous）　即三级玻璃体（晶状体悬韧带），约在胎儿第4个月（95~115mm）时，由睫状体的神经上皮细胞分泌出细小原纤维，逐渐发育成晶状体悬韧带，出生时完成。

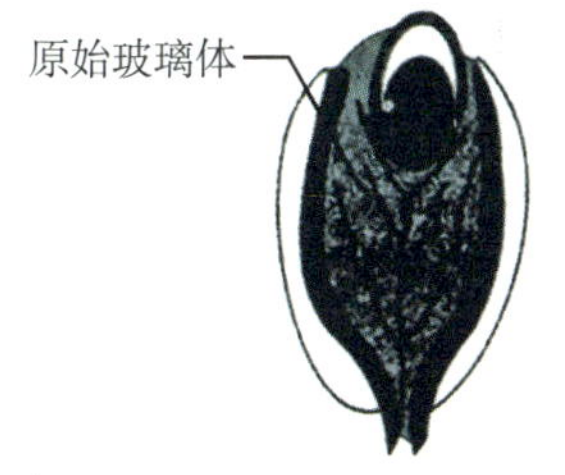

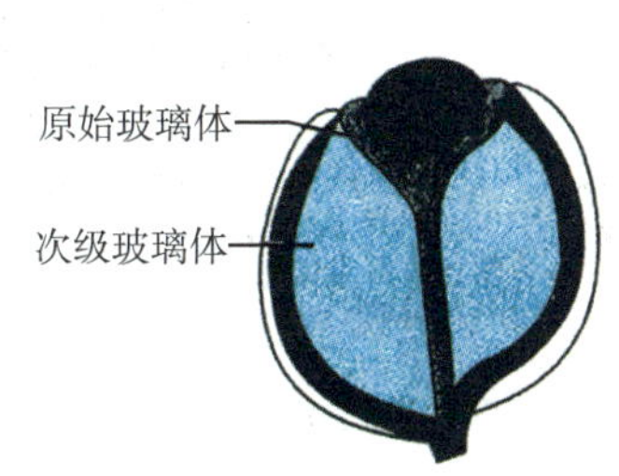

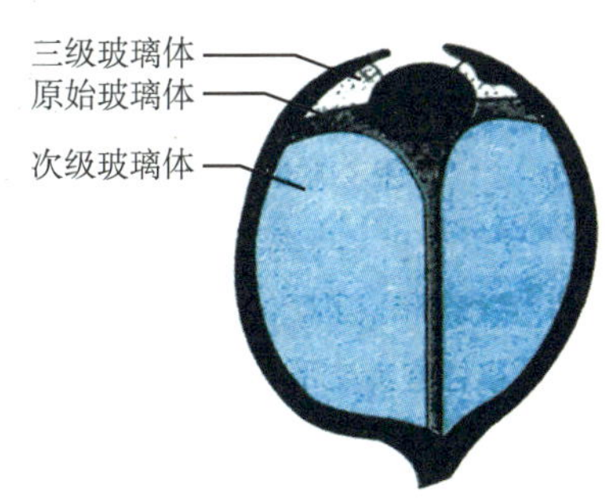

图3-6　玻璃体各期的发育

（二）晶状体

胚胎初期，体表外胚层仅为一层原始立方上皮，当视泡远端与之接触时开始分化，一部分形成晶状体，一部分形成角膜和眼附属器的外胚层组织。胚胎4周（9mm）时，晶状体囊泡与体表外胚叶完全分开。此时晶状体板几乎填满视杯，以后视杯逐渐加深，晶状体位于其前面，视杯与外胚层之间有中胚层组织长入。晶状体囊泡分化过程中，前壁细胞始终保持上皮性质，形成前囊下的上皮细胞层。晶状体囊泡壁细胞来自晶状体板的中央部分，以后细胞变长成柱状突入晶状体泡腔内，逐渐到达泡前壁下充满泡腔，然后泡腔变小，最终消失成为晶状体原始纤维，构成晶状体胚胎核（图3–7）。

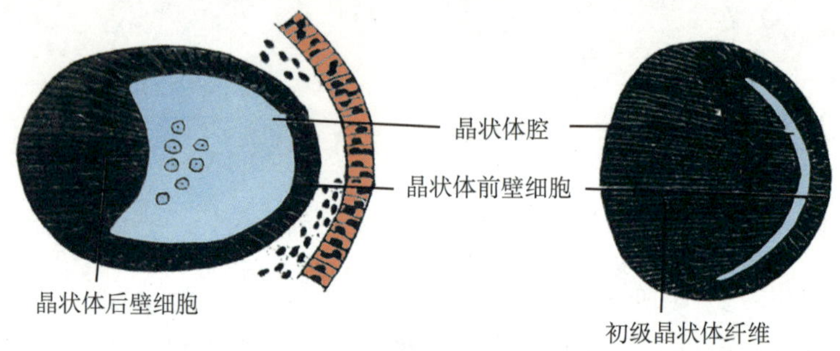

图3–7　晶状体纤维的发育

晶状体泡赤道部的上皮细胞分化形成新的纤维（次级晶状体纤维）。这些次级晶状体纤维围绕晶状体核朝前后分别生长，晶状体核层加厚，次级晶状体纤维不断生长，原先的纤维成熟，被挤向中央，此过程将终身持续。随着新的纤维的不断生长，晶状体直径逐渐增大，由球形变为扁圆形（图3–8）。

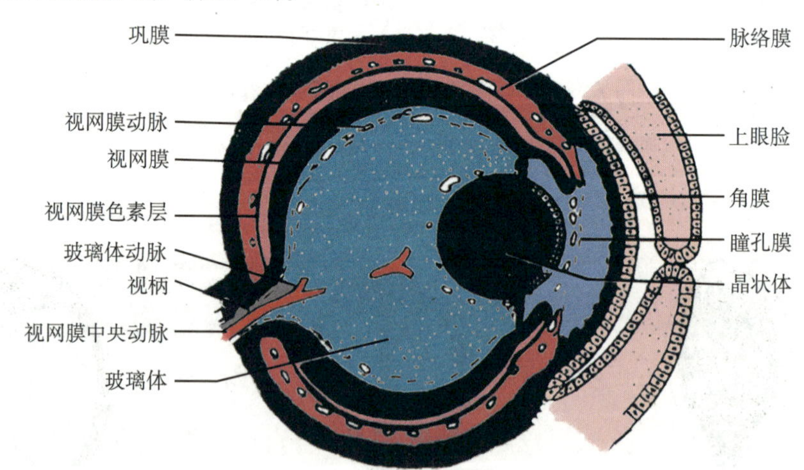

图3–8　眼球、眼睑的发生

晶状体囊于胚胎5~6周形成，7个月时发育完成，光镜下均匀一致，电镜下可见数十层细小纤维。若出现晶状体发育障碍，可形成各种类型的先天性白内障。

三、视神经

胚胎第6周时，视神经纤维从胚裂处伸入视茎，由腹面进入大脑。在胚胎7周时，视神经纤维全部填满视柄，此时视泡腔便不再与前脑相通。视神经纤维来自视网膜神经节细胞，而视神经内的结缔组织、血管则由附近的中胚叶发育而来。脉络膜裂除在远端玻璃体动脉穿入处外，其余部分完全闭合。视神经逐渐向中枢系统方向生长，在脑垂体前进入前脑的下面，部分纤维交叉至对侧，形成视交叉。胚胎48mm时，视束已形成。胎儿5~7个月，由视神经脑端出现髓鞘并沿神经纤维逐渐向前端生长，于出生后进入视网膜形成视网膜有髓神经纤维。

四、血管系统

眼的血管系统由中胚层发育而来。胚胎第3周（4.5mm）时血管开始出现，系由眼动脉而来，逐渐发育成眼外和眼内两个系统。其中眼外系统包括眼眶和原始脉络膜血管，原始脉络膜血管出现后与前方的环状血管吻合并发出分支。静脉与动脉系统同时发育，在视泡周围形成两个主要的回流系统，即眶上静脉丛和眶下静脉丛。眼内系统是眼动脉的终末支，发育为玻璃样血管及晶状体血管膜，前者充满在原始玻璃体内，后者包围晶状体，其后壁血管和玻璃样血管分支相吻合，形成毛细血管网。同时，未来的脉络膜毛细血管也出现于视杯外面。胎儿第3个月（60mm）时，玻璃体动脉及晶状体血管膜开始萎缩，出生时此血管完全消失，若萎缩不全则产生玻璃体动脉残留，可在成人眼中看到，称为瞳孔膜残留。在胎儿第3个月末，玻璃体动脉在视乳头处分出血管，逐渐形成视网膜中央血管系统，于视神经内玻璃体动脉两侧各发出一支静脉，以后汇合其分支与动脉伴行。玻璃体动脉发出分支穿过视网膜内层，形成视网膜中央动脉的分支，从视网膜旁向前延伸到周边。在视网膜中央动脉生长过程中，玻璃体动脉系统继续萎缩，当后者停止循环时，视网膜中央动脉开始供应血液。

任务4　眼附属器的发育

一、眼眶的组织发育

眼眶由围绕眼球的中胚层组织发育而成，发育速度较眼球慢。胎儿6个月时，眶缘仅在眼球的赤道部，一直生长到青春期。如在儿童时期摘除眼球，可影响眼眶正常发育。随着眼眶的发育，眶轴逐渐向前移动，视轴也随之变化。胚胎7~9mm时，两眼朝向外侧，两眼视轴成160°角；胚胎2个月（16mm）时，视轴为120°角；胎长40mm时，视轴为72°角；最后两眼视轴成为45°角。视轴的改变对双眼单视的发生有很大影响。

二、眼睑和结膜的组织发育

胚胎前4周，眼球表面仅为一层体表外胚层遮盖。第5周开始，该处外胚层形成褶，褶的外面形成眼睑皮肤，内面形成结膜上皮，并和球结膜、角膜上皮相连续。中胚层在此两层间发育，形成睑板、结缔组织和肌肉。在胎儿第3个月，上下睑缘相向生长致互相粘连，形成内、外眦。至胎儿第6个月，上下睑由鼻侧开始至完全分开。胎儿3个月初，眼表面内眦处半月皱襞形成。胎儿第4个月泪阜形成。胎儿第9周睑缘部发育毛囊，以后出现睫毛。胚胎第6周睑板腺形成，其周围中胚层组织变致密形成睑板。

三、泪器的组织发育

泪器所有组织均由体表外胚层发育而来，副泪腺于胚胎2个月时出现，泪腺于第3个月由上穹窿部外侧结膜上皮分化而来。结膜各腺体均由体表外胚层内陷形成。泪道是在胚胎第6周时，体皮外胚层在外侧鼻突和上颌突之间下陷成沟，以后此处上皮和表面上皮脱离，逐渐形成的管道。胎儿第7个月上下泪点开放，第8个月鼻泪管下口开放，直至出生时泪道完全通畅。如泪道内残留隔膜或泪点发育不良，可出现泪溢，甚至导致泪囊炎。

四、眼外肌的发育

胚胎第3周时，视泡周围的中胚层组织凝集呈圆锥形，此即原始眼外肌组织，胚胎9mm时，第3、4、5脑神经进入肌组织。胚胎14mm时，可以分辨出直肌和斜肌，第6周时各眼外肌完全分开。胚胎10周时，提上睑肌由上直肌分化出来，因而提上睑肌和上直肌可同时发生发育异常。

五、出生后眼的发育

胎儿出生时眼球前后径为12.5~15.8mm，垂直径为14.5~17mm。婴儿眼球前后径短，屈光间质的屈光力强，故为远视眼。出生时角膜比较大，直径10mm，瞳孔小，不能完全开大。前房浅，房角窄，睫状体平坦部短，晶状体略较成人圆。出生后第一年眼球生长快，逐渐成球形，以后生长渐缓，青春期又加快，至20岁左右逐渐停止生长。角膜在第二年达成人水平，前房角在出生后继续张开，2~4岁时达到成人水平。出生时睫状肌的环状纤维尚未发育完全，直到5岁时整个睫状体才形成三角形，7岁时发育完全。黄斑区中心凹则于出生后4个月内发育完全，晶状体在生后第一年生长很快，逐渐变为扁平，并且在一生中不断生长，至老年时生长缓慢。

知识拓展

生理性远视

生理性远视是眼球发育的一个伴随症状，与年龄和生长发育有密切的关系。新生儿的双眼前后径较短，多处于远视状态，随着生长发育才逐渐趋于正常。其主要原因是眼球的前后径随生长发育而相应延长，视力伴随年龄增长逐渐趋于正常，称为正视化。眼球前后径是影响视力的主要原因，太长造成近视，太短产生远视。在生长发育过程中有一定的生理远视，是眼发育的正常过程，正常值为：3~4岁远视+2.00D以内，4~5岁远视+1.50D以内，6~8岁远视+1.00D以内。超过正常范围者，则为异常的或病理性远视。

现代视光学研究认为，自从人类第一次睁开眼睛，外界的视觉刺激就开始对眼球的生长发育发挥精确的调控作用。刺激视网膜释放某种生长因子，经过未知的方式传递至巩膜，调控巩膜壁成纤维细胞的生长，使其生长方向始终朝向物像焦点，以尽可能保证成像最清晰，此即为眼球发育的正视化。在眼球快速发育时期，若长久视近处目标，聚焦于视网膜后方，即为远视性离焦，会带动巩膜的超量生长，致眼轴过长而形成近视。

任务5　眼发育异常

1.瞳孔膜残留和虹膜缺损　瞳孔膜残留是因为瞳孔膜未能完全退化消失，出生后残留一部分，可呈现细丝状或膜状，遮盖在晶状体前面。轻度残留通常不影响视力和瞳孔活动，如影响视力，可手术或激光治疗，效果良好。若脉络膜裂在虹膜处未完全闭合，造成虹膜下方缺损，致使圆形的瞳孔呈钥匙孔样，称虹膜缺损（图3–9）。此种畸形严重者可延伸到睫状体、视网膜和视神经，并常伴有眼的其他异常。先天性无虹膜属常染色体显性遗传性异常，多为双眼发病。可能是由于胚胎期视杯前缘生长和分化障碍，虹膜组织发育不全所致。

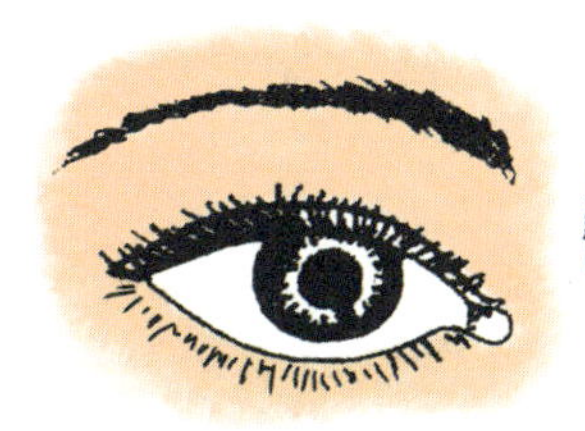
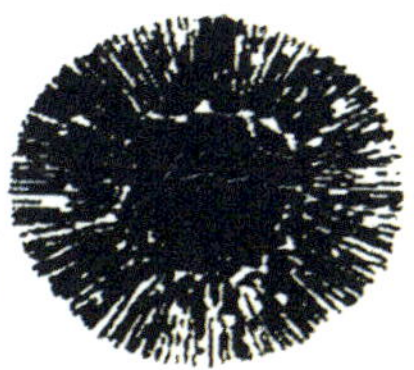

图3–9　虹膜缺损和瞳孔膜残留

2.发育性青光眼　是由胚胎期和发育期内眼球房角组织发育异常所致。多数出生时即有异常存在，但可到青少年期才发病，发病率在出生活婴中约为万分之一，有明确的家族遗传史者约占10%。

3.先天性睑裂狭窄综合征 又称先天性小睑裂，是一种常染色体显性遗传病。表现为上睑下垂、逆向内眦赘皮、内眦距离过远、下睑外翻、睑裂窄小、鼻梁低平、上眶缘发育不良等，患者会呈现出一种特殊面容。

4.囊状眼球 是由于视杯两层未能贴附甚至停滞在视泡阶段所致。视泡腔中充满液体，使眼球呈大小不一的囊状，较小者肉眼检查时不易发现，较大者要大于正常眼球，并常引起眼睑膨出。可发生于单眼或双眼，也常与脉络膜裂未闭等畸形并存。

5.先天性无眼球或小眼球 是由于视杯没有发生或虽然发生但未能继续发育完全所致，这种畸形通常伴有严重的颅脑损伤。

6.独眼 仅存在一只眼，此种情况少见。是胚胎早期左、右侧视沟在正中线融合而形成的单眼，位于颜面正中，眼的上方常有一管状鼻（图3–10）。

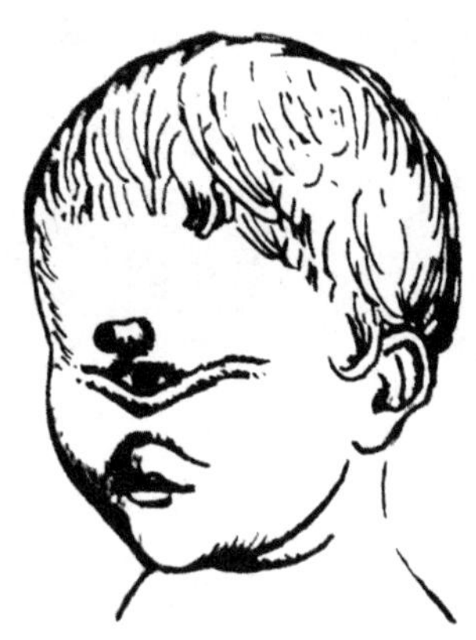

图3–10 独眼示意图

7.先天性无晶状体 分为两种，第一种是胚胎早期晶状体板未发生，为原发性无晶状体；第二种则是晶状体形成后退化变性，致其结构消失，仅遗留其残迹，称为继发性无晶状体，较前者多见，常伴有小眼球或角膜异常。

8.先天性晶状体异位 是由于睫状小带发育不全或松弛无力而造成的晶状体半脱位或全脱位。如果双侧脱位且伴瞳孔移位、视网膜分离，则称Mafan综合征。

9.先天性视网膜脱离 是由视杯内外两层上皮生长速度不同步所致，有时视杯两层上皮先黏合而后分离。这种畸形通常伴有眼及头部的其他畸形。

10.圆锥角膜 表现为角膜中央部进行性变薄，向前突出呈圆锥形，多在青春期发病，且以女性多见，发展缓慢，多为双侧，严重影响视力。

目标检测

答案解析

一、单项选择题

1.黄斑发育的时间约是（　）

A.出生后4个月　　B.胎儿第6个月

C.1岁　　D.2岁

E.3岁

2.角膜上皮层发育来源于（　）

A.内胚层　　B.神经外胚层

C.视泡　　D.表层外胚层

E.中胚层

3.巩膜发育完全的时间是（　）

A.胎儿第9个月　　B.胎儿第3个月

C.胎儿第5个月　　D.出生后

E.以上都不是

4.巩膜发育来源于（　）

A.内胚层　　B.神经外胚层

C.表皮外胚层　　D.中胚层

E.以上都不是

5.若出现晶状体发育障碍，可形成（　）

A.先天性白内障　　B.青光眼

C.独眼　　D.Mafan综合征

E.虹膜缺损

二、思考题

请简述眼球壁的发育过程，其中神经外胚层、体表外胚层和中胚层各发育成什么？

（李焱洪　陈健忠　耿乔磊）

书网融合……

小结

习题

微课

项目四　眼的生理

PPT

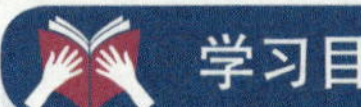

1. 掌握　眼的组织和生理；眼的屈光与感光功能；眼屈光功能的调节；眼的屈光异常及其矫正；与视觉有关的主要生理现象。

2. 了解　健康用眼、爱护眼睛、预防青少年近视相关知识。

3. 能利用眼的知识解释红绿色盲发生的生理基础。

任务 1　眼的组织生理

一、眼睑

眼睑为眼球的最外层屏障结构，分为上睑和下睑，其游离缘称睑缘，上下睑缘间的裂隙为睑裂，其边缘处有整齐排列的睫毛。眼睑组织学上由外向内分为五层。

1. 皮肤层　全身皮肤最薄处，富于弹性，易形成皱褶。

2. 皮下组织层　含疏松结缔组织及少量脂肪，有利于睑裂的开闭。

3. 肌层　包括眼轮、提上睑肌和MÜller肌。

（1）眼轮匝肌　是横纹肌，位于皮下结缔组织和睑板之间，分为近眶缘的眶部、近睑缘的睑部和泪囊部，肌纤维走行与睑裂平行呈环形，由面神经支配，使眼睑闭合。

（2）提上睑肌　受动眼神经支配，收缩时可同时提起上睑各部分，包括眼睑皮肤、睑板和睑结膜，开启睑裂。

（3）MÜller肌（睑板肌）　为平滑肌，受交感神经支配，使睑裂开大。

4. 纤维层　包括睑板和眶隔两部分。

（1）睑板　由致密的纤维结缔组织构成，半月形，为眼睑的支架，具有保护功能。

（2）眶隔　由睑板向眶缘延伸的一层薄而富有弹性的结缔组织膜，是眼睑和眼眶之间的隔膜。下睑眶隔比上睑眶隔薄，人到老年时，下眶隔萎缩，眶内脂肪从萎缩较明显部位疝出，形成“眼袋”；外伤或手术损伤眶隔，会引起眶内脂肪脱出。

5.睑结膜层　位于眼睑内侧面，是一层和睑板紧密相连的黏膜。

（1）眼睑的血管　眼睑具有高度的再生和修复能力，是人体血液供应最好的组织之一。眼睑的血液供应分别来自颈外动脉的分支和颈内动脉的眼动脉分支，动脉分支吻合所形成的动脉网供应眼睑浅部组织，深部组织则由这些动脉形成的眼睑动脉弓供应。眼睑的浅层与深层静脉分别汇入颈内、颈外静脉和海绵窦，深浅静脉之间有吻合。眼睑静脉无瓣膜，血液可以通过眼静脉、海绵窦进入颅内。

（2）眼睑的生理功能

1）保护眼球，当眼受到有害刺激时立即闭合。

2）睡眠时闭眼可减少外界对神经系统的刺激，防止泪液蒸发。

3）分泌脂质，参与泪膜形成，可防止泪液过度蒸发。

4）润湿角膜，眼睑通过瞬目使泪液均匀涂布，在角膜面形成良好的光学界面。

二、泪液和泪膜

1.泪液的性质及分泌　泪液为弱碱性透明液体，含水约98.2%，此外还含有溶菌酶、IgA、β溶素、乳铁蛋白、电解质等。泪液分泌分为基础分泌和反射性分泌，不受外界刺激的影响，不受神经支配，呈持续性微量分泌，称为基础泪液分泌，分泌速率约1μl/min。由于外界刺激或情绪激动引起自主神经反射性的泪液分泌，称为反射性泪液分泌。基础泪液可单独形成泪膜，但当外界刺激如异物、理化毒性物质等接触眼表时，反射性泪液大量分泌，可达基础泪液量的10倍。

2.泪膜的构成　泪膜（tear film）是覆盖于眼球前表面的一层液体，为眼表结构的重要组成部分，分眼球前泪膜（结膜表面）和角膜前泪膜（角膜表面）。泪膜厚约7μm，总量约7.4μl，以（12%~16%）/min更新，pH 6.5~7.6，渗透压296~308mosm/L。传统认为，泪膜分为3层（图4-1）：表面的脂质层，主要由睑板腺分泌形成，防止泪膜水分蒸发流失，可维持泪膜形态；中间的水液层，主要由泪腺和副泪腺分泌形成；底部的黏蛋白层，主要由眼表上皮细胞及结膜杯状细胞分泌形成，具有亲水性，能使泪膜形成并维持其稳定。瞬目可使脂质层重新涂布于眼表，各种原因导致的长时间瞬目减少均可使泪膜中的水分蒸发，泪膜被破坏，从而造成角膜干燥。泪膜形成到泪膜破坏的正常时间应为15~40秒，通常每分钟瞬目达10~12次，故一般不会出现角膜干燥。

3.泪膜的生理功能　润滑眼球表面，防止角膜、结膜干燥，保持角膜光学特性，供给角膜氧气，以及冲洗、抵御眼球表面异物和微生物。

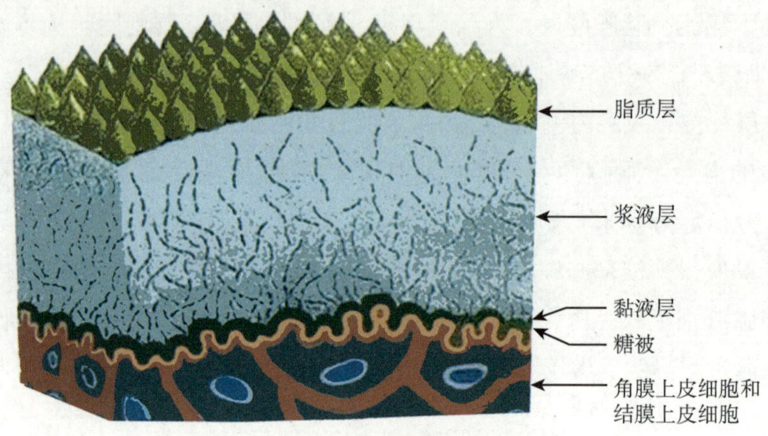

图 4-1　泪膜的结构

（1）保护作用　泪膜可以湿润角膜、结膜表面。有外界刺激时，引起反射性泪液大量分泌，可冲洗掉眼表的微生物、灰尘，并有稀释毒性物质的作用。

（2）屈光特性　泪膜在角膜表面形成光滑的界面，使角膜表面平滑，并减少了散光，有利于保持角膜的光学特性。

（3）抗感染　泪膜内含有溶菌酶、免疫球蛋白、补体等，具有杀灭或抑制微生物的作用。

三、结膜

结膜是一黏膜，组织学为不角化的鳞状上皮和杯状细胞组成，包括上皮层和固有层。上皮2~5层，各部位的厚度和细胞形态不尽相同。睑缘部为扁平上皮，睑板到穹窿部由立方上皮逐渐过渡成柱状上皮，球结膜呈扁平形，角膜缘部渐变为复层鳞状上皮，再过渡到角膜上皮。杯状细胞是单细胞黏液腺，多分布于睑结膜和穹窿结膜的上皮细胞层内，分泌黏液。固有层含有血管和淋巴管，分腺样层和纤维层。腺样层较薄，穹窿部发育较好，含Krause腺和Wolfring腺，分泌浆液。该层由纤细的结缔组织网构成，其间有多量淋巴细胞，炎症时易形成滤泡。纤维层由胶原纤维和弹力纤维交织而成，睑结膜缺乏。

1. 结膜血管　来自眼睑动脉弓及睫状前动脉。睑动脉弓穿过睑板分布于睑结膜、穹窿结膜和距角结膜缘4mm以外的球结膜，充血时称结膜充血。睫状前动脉在角膜缘3~5mm处分出细小的巩膜上支，组成角膜缘周围血管网并分布于球结膜，充血时称睫状充血。两种不同充血有助于眼部病变部位的判断。

2. 结膜的生理功能　①分泌黏液：结膜内有许多黏液分泌组织，分泌的黏液参与形成泪膜，能湿润角膜，并保持角膜的光洁度和透明度；②协助眼球运动：球结膜具有较强的韧性、疏松和可延伸性，有利于眼球的转动；③保护眼球：结膜直接与外界接触，具有丰富的血液循环、淋巴循环、分泌功能及良好的上皮再生能力，是防止眼内感染和异物入侵的屏障。

四、角膜

角膜是主要的眼屈光介质，相当于43D的凸透镜。角膜组织结构排列非常规则有序，具有透明性，以及良好的自我保护和修复特性。

1. 角膜的透明性　角膜内没有血管，上皮细胞内不含色素，无角化层，纤维排列整齐，细胞间形成紧密连接，阻止房水进入细胞外间隙，具有角膜–房水屏障功能，并能主动泵出水分维持角膜相对脱水状况，使含水量和屈折率恒定，有丰富的透明质酸，故角膜是透明的。角膜各层细胞具有相同的屈光指数，表面的泪膜有助于角膜形成规则的屈光面，使光线能顺利通过。

2. 角膜的代谢　角膜无血管，其营养代谢主要来自房水、泪膜和角膜缘血管网。上皮细胞的氧供来自泪膜，内皮细胞的氧供来自房水。能量物质主要是葡萄糖，大部分通过内皮细胞从房水中获取，约10%由泪膜和角膜缘血管供给。与其他有血管的组织相比，角膜的营养供应相对较差，故一旦发生病变，恢复较为缓慢，适合局部用药，全身用药效果不佳。

3. 角膜的屈光性　角膜屈光系统（包括角膜和房水）的屈光力约为43D，约占眼总屈光力的70%，其屈光指数为1.337，与空气的屈光指数相差较大。

4. 角膜的创伤愈合

（1）角膜上皮　再生能力很强，在无感染情况下，仅需24~48小时即可修复，且一般不留瘢痕。如损伤累及上皮细胞的基底膜，则愈合时间将大大延长。

（2）前弹力层　是胚胎期由基质中角膜细胞分泌形成，前弹力层和实质层损伤后不能再生，将形成瘢痕组织，临床上称为角膜斑翳或白斑。

（3）后弹力层　由内皮细胞分泌形成，为Ⅳ型胶原纤维，富弹性，抵抗力较强，损伤后可再生。

（4）角膜内皮细胞　几乎不进行有丝分裂，损伤后不能再生，主要依靠邻近细胞扩张和移行来填补缺损区。若角膜内皮细胞损伤较多，失去代偿功能，将造成角膜水肿和大泡性角膜病变。

5. 角膜的感觉神经　角膜内神经末梢非常丰富且无髓鞘，系三叉神经的眼支通过睫状后长神经支配，神经末梢在角膜内脱髓鞘，从前弹力层后分支进入上皮细胞层，因此角膜知觉特别敏感，可以分辨温度、疼痛和压力三种感觉，任何微小的刺激或损伤均引起疼痛、流泪和眼睑痉挛等症状。此外，三叉神经还影响角膜的代谢过程，对角膜有支持和营养作用，当三叉神经麻痹时，可导致神经麻痹性角膜炎。

6. 角膜缘 为是角膜、巩膜的移行部，又称为角巩膜缘。近年来，随着角膜缘干细胞概念的建立及其临床应用，对角膜缘组织结构特点的研究渐多。动物实验研究表明，角膜上皮的创伤愈合须通过角膜缘干细胞移行和增殖来完成，而很多研究则间接证明角膜缘干细胞存在于角膜缘基底细胞层。但到目前为止，还没有一种标志物可直接标定角膜缘干细胞。

7. 角膜的渗透作用 营养及代谢物质依靠角膜渗透作用而进出角膜，这一点对于眼局部的药物治疗非常重要。具有水溶性与脂溶性双向性的物质易于通过角膜进入眼内。当角膜出现病变时，其通透性将增强。

五、巩膜

组织学上巩膜分为三层：巩膜表层、巩膜实质层、棕黑层。巩膜表层血管丰富，深层血管、神经极少，代谢慢，炎症时病程易迁延。

巩膜主要功能如下。

1. 巩膜的弹性 巩膜是由坚韧的结缔组织组成的，坚韧、致密、透明，在维持眼球形状、保护眼内组织不受损伤、稳定视力、避光形成“暗室”，以及为眼外肌提供附着处方面起重要作用。

2. 巩膜的创伤愈合 巩膜浅表裂伤由巩膜表面形成的肉芽组织修复，全层裂伤则由巩膜、脉络膜组织共同修复。

六、房水与眼内压

1. 房水的生成与排出 房水是眼内透明液体，充满前房和后房，由睫状体的无色素上皮分泌产生。房水生成后进入后房，经瞳孔流入前房，大多数通过小梁网，经Schlemm管进入巩膜静脉丛离开眼球，回流入血液循环。正常情况下，房水由后房流向前房仅有很小的阻力，而小梁网靠近Schlemm管（邻管区）是房水排出阻力最大的区域。

人的房水总量约为0.25ml，大约每1.5小时更新一次（图4-2）。

2. 房水的生理功能

（1）维持眼内压。房水的产生量和排出量在各种调节机制下保持着动态平衡，维持着正常的眼内压。

（2）营养眼内组织，疏导代谢产物。房水携带氧气和营养物质供给晶状体、虹膜和角膜，同时带走它们的代谢产物。

（3）保持眼部结构完整性和光学透明性，是重要的屈光间质之一。房水是重要的屈光间质之一，屈光指数为1.336。房水几乎不含蛋白质、细胞，以保证光线不会在房水中产生折射现象。

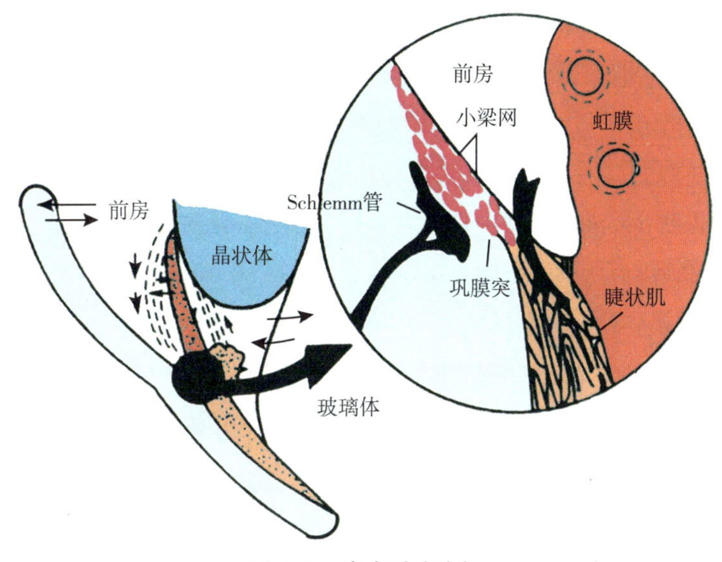

图 4-2　房水引流途径

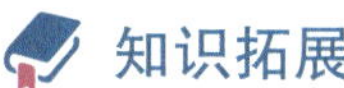

知识拓展

房水与青光眼

房水由睫状体的睫状突上皮细胞产生，充填于眼球的前房和后房。房水的主要成分是水，约98.5%，其余为无机盐、蛋白质、维生素C、尿素等。房水可以营养角膜、晶状体和玻璃体，还可以维持眼内一定压力。房水循环的途径为：睫状突上皮细胞产生房水—进入后房—经瞳孔到前房—经前房角进入巩膜静脉窦—经巩膜静脉窦回流到血液。如果房水的循环途径发生阻塞，房水不能顺利回流至血液，将引起眼内压增高。若压力超过眼内组织，特别是视神经所能承受的限度，导致视神经萎缩和视力受损，则称为青光眼。青光眼严重情况下可导致失明。临床上青光眼的治疗方法为通过各种方法使房水的生成与回流重新达到平衡，最终降低眼内压，维持视力。

3. 眼内压　眼球内容物作用于眼球壁的压力称为眼内压（惯称眼压）。眼内压是保持眼球形状和光学完整性的重要因素，眼内压降低可引起屈光改变、血-房水屏障破坏、白内障、黄斑水肿和视盘水肿等；而眼压异常增高会导致视神经萎缩、视野缺损、视盘改变等。

正常眼内压为10~21mmHg（1mmHg=0.133kPa）。影响眼内压的因素很多，最重要的因素是房水生成的速率、排出的阻力和上巩膜静脉压。

七、虹膜和瞳孔

（一）虹膜

虹膜可根据外界光线的强弱，通过瞳孔光反射路经使瞳孔缩小或开大，以调节进入眼内的光线，保证视网膜成像清晰。虹膜组织血管丰富，虹膜、睫状体均含有感觉神经（三叉神经的眼支），通过睫状后长和后短神经发出分支。炎症时以渗出反应为主，可引起疼痛。

虹膜的生理功能主要有以下几方面。

1. 调节进入眼内的光线 有利于视网膜成像，并减少有害光线损伤视网膜，弱光时瞳孔开大，强光时瞳孔缩小。

2. 损伤修复 当角膜等组织受损时，虹膜组织可通过变形移动到角膜伤口，以填充修复伤口。

（二）瞳孔

瞳孔对光反射（light reflex）为光线照射一侧眼时，引起两侧瞳孔缩小的反射。光照侧的瞳孔缩小称瞳孔直接对光反射，对侧的瞳孔缩小称间接对光反射。光反射路径有传入和传出两部分。传入路光反射纤维开始与视骨纤维伴行，在外侧膝状体前离开视束，经四叠体上丘臂至中脑顶盖前核，在核内交换神经元后，一部分纤维绕中脑导水管到同侧Edinger-Westphal核（E-W核），另一部分经后联合交叉到对侧E-W核。传出路径为两侧E-W核发出的纤维，随动眼神经入眶至睫状神经节，交换神经元后，由节后纤维随睫状短神经到眼球内瞳孔括约肌。瞳孔近反射（pupil near reflex）为视近物时瞳孔缩小，与调节和集合作用同时发生的现象，系大脑皮质的协调作用。其传入通路与视路伴行达视皮质。传出路径为视皮质发出的纤维，经枕叶-中脑束至中脑的E-W核和动眼神经的内直肌核，再随动眼神经到达瞳孔括约肌、睫状肌和内直肌，同时完成瞳孔缩小、焦点移近的调节和眼球内聚的集合动作。

八、睫状体与脉络膜

（一）睫状体的生理特点和功能

1. 调节屈光 睫状体收缩和舒张改变晶状体形态，可以调节晶状体的屈光力。睫状肌收缩时，悬韧带松弛，晶状体弹性变厚，屈光度增加，可看清近处的物体；反之，晶状体弹性变薄，屈光度减少，能看清远处的物体。

2. 分泌房水 睫状体无色素上皮细胞分泌房水，维持眼压，并营养眼球内部组织。

（二）脉络膜的生理特点和功能

1.血供丰富 脉络膜富含血管，血容量大，约占眼球血液总量的65%，营养晶状体、视网膜外层和玻璃体等组织。由于血供丰富，血流量大，病原体易在此处滞留而致病。

2.通透性好 脉络膜毛细血管壁有许多小窗孔，比视网膜毛细血管通透性要好。荧光血管造影时，荧光素可以从其管壁漏出。

3.遮光作用 脉络膜含有丰富的色素，色素起遮光和暗房的作用，保证视网膜成像的质量。

4.免疫功能 脉络膜基质中含有淋巴细胞、浆细胞，炎症时可以渗出。

九、晶状体

晶状体无血管，营养来自房水和玻璃体，主要通过无氧糖酵解途径来获取能量。晶状体是眼屈光介质的重要部分，相当于约19D的凸透镜，具有独特的屈光通透和折射功能，且可滤去部分紫外线，对视网膜有保护作用。晶状体悬韧带源于睫状体的冠部和平坦部，附着在晶状体赤道部周围的前、后囊上，通过睫状肌的收缩、放松来共同完成眼的调节功能。

晶状体透明度的保持依靠晶状体细胞结构的准确排列，以及晶状体纤维蛋白基质的高度有序化。在晶状体因调节而改变形状时，同样保持透明性。晶状体的高屈光力是由于晶状体细胞的蛋白浓度非常高，特别是一种被称为晶状体蛋白的可溶性蛋白。人类晶状体的蛋白在一生中极其稳定，以保持其正常的功能。晶状体囊在代谢转运方面起重要作用，当晶状体囊受损或房水代谢变化时，晶状体将发生混浊，形成白内障。此外，由于晶状体的生长模式及其在慢性暴露过程中受到的应激，晶状体的混浊程度与年龄密切相关。

晶状体的主要生理功能如下。

1.晶状体的透明性 晶状体不含血管，无色素；晶状体纤维排列整齐规则，层层相叠；其细胞外基质较少，含水量基本恒定。

2.晶状体的透光性 晶状体对紫外线有部分滤过吸收作用，降低了视网膜的光损伤。

3.晶状体的屈光功能 晶状体是眼球屈光介质的重要组成部分，其屈光指数约为1.44。一般说来，晶状体屈光力在+15~+25D，平均+19D，约占眼总屈光力的1/3。晶状体的屈光力随着年龄的变化而变化，幼年时晶状体几乎呈球形，屈光力大，随着年龄增长，眼轴增长，晶状体相应变得较为扁平，成年以后，眼轴的发育已基本停止，但晶状体继续变大变扁，屈光力继续减低；同时，晶状体核心硬化，屈光指数增加，又使晶状体屈光力相应增加，两者互相抵消而保持晶状体总的屈光力不变。晶状体相当于双凸透镜，使进入眼内的光线折射成像。

4.晶状体的调节功能 眼的调节功能主要靠晶状体来完成，随年龄的增大，晶状体弹性下降，调节能力降低。

十、玻璃体

玻璃体是眼屈光介质的组成部分，并对晶状体、视网膜等周围组织有支持、减震和代谢作用。玻璃体含有98%的水和0.15%的大分子，包括胶原、透明质酸和可溶性蛋白质，剩余的固体物质包括离子和低分子量物质。两个主要的结构成分是呈细纤维网支架的I型胶原和交织于其间的透明质酸黏多糖。正常状况下的玻璃体呈凝胶状态，代谢缓慢，不能再生，具有塑形性、黏弹性和抗压缩性。随着年龄增长，玻璃体的胶原纤维支架结构塌陷或收缩，随后玻璃体液化、脱离。

玻璃体组织有玻璃体界膜、玻璃体皮质、中央玻璃体、中央管及玻璃体细胞构成。玻璃体具有三大物理特性，即黏弹性、渗透性和透明性。除有屈光功能、屏障功能以外，还对晶状体、视网膜和眼球壁起支持、减震和营养作用，具有维持眼压的功能。

岗位情景模拟

岗位情境描述 患者，女，45岁。患者近日自觉眼睛不适，经检查视神经萎缩和视力受损。诊断为青光眼。

讨论 1.青光眼的解剖生理基础是什么？

2.青光眼的治疗方法是什么？

任务2 视觉生理

人类主要通过眼即视觉器官来获取外界的大部分信息，眼的结构包括屈光系统和感光系统两部分。视觉器官的适宜刺激是波长为380~760nm的可见光（电磁波），外界物体发出的光线透过眼的屈光系统，发生折射后在视网膜上形成物像。感光系统中，视网膜中的感光细胞感受物像的光刺激，成像于视网膜上，以视神经纤维动作电位的形式传向大脑，经中枢有关部分进行编码、加工和分析后获得主观感觉，最终产生视觉。眼是视觉的外周感觉器官。人脑获取的外界环境的信息，几乎90%以上来自视觉，故眼是人类最重要的感觉器官。

一、眼的屈光系统及其调节

（一）眼内物像的形成

眼的屈光系统包括光学介质和折射面。光学介质主要有角膜、房水、晶状体和玻璃体，他们的折射率不同，光线到达视网膜之前依次通过以上光学介质并发生折射，其中光线通过角膜时产生的折射程度最大。晶状体的凹凸度（即曲率半径）大小可变，折光力最大，在眼的屈光成像调节过程中起着最重要的作用。折射面主要有角膜前后表面，晶状体前后表面，且屈光度也不同。

外界物体发出的光线经屈光系统折射成像的原理与凸透镜的物理学成像的原理相似，但前者的折射成像情况要比凸透镜折射成像的情况复杂得多，为便于理解，通常用简化眼来描述眼的屈光成像情况。

简化眼是一个计算极为简便的光学模型，这个模型是根据正常人眼的实际光学特征来设计的，它不仅与正常人眼在屈光成像效果上是完全一样的，而且它的光学参数和其他特征都与正常人眼一样，这个模型与安静时的人眼一样，正好使平行光线聚焦在视网膜上（图4-3）。简化眼模型是一个前后径20mm的单球面屈光体，眼的内容物均匀；入射光线仅在进入球形界面时发生一次折射，折光率为1.333；球形界面（即角膜）的曲率半径为5mm，即节点n与前表面的距离为5mm；后主焦点距离节点15mm，位于该折光体的后极，相当于视网膜的位置。

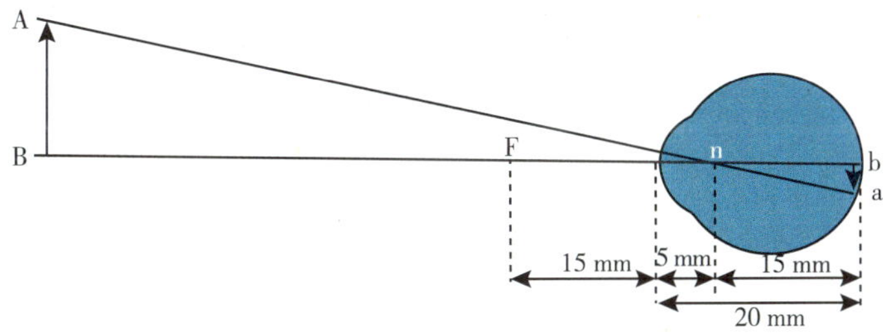

图4-3 简化眼成像示意图（单位：mm）

n为节点，F为前主焦点，AB为物体，ab为物体AB在视网膜上形成的物像。利用简化眼模型，可计算出不同远近、不同大小的物体在视网膜上形成的物像大小

（二）眼的调节

正常人眼看5m以外的远物时，物体上任意一点发出的光线都可被认为是平行光线，不需要进行任何调节就可在视网膜上形成清晰的物像。通常把眼在静息状态下，眼不做任何调节所能看清物体的最远距离称为远点。

而当人眼看5m以内的近物时，物体上任意一点发出的光线则呈现不同程度的辐散，如果未经眼的屈光系统调节时，聚焦于视网膜的后方，最终在视网膜上形成一个模糊的物像。

人眼为了看清5m以内的物体，眼的屈光系统会进行相应的调节，使进入眼内的光线经过更大程度的折射，最终能够清晰的聚焦于视网膜上。眼的调节主要依靠睫状体与晶状体的调节来实现。眼视近物时的调节反应包括晶状体曲率的改变、瞳孔大小的调节和双眼球会聚反射。

1.晶状体的调节 晶状体呈双凸透镜形，富有弹性，四周借睫状小带与睫状体相连。睫状体内有平滑肌称为睫状肌，通过睫状肌的收缩与舒张可以改变晶状体的曲率和折光率。

当视远物时，睫状肌松弛，睫状小带往睫状体方向拉紧，牵拉晶状体使其呈扁平状，折光能力减弱，远物成像于视网膜上。而视近物时，物像落在视网膜后，视网膜的感光细胞感受到模糊的物像，反射性地引起副交感神经兴奋，睫状肌往瞳孔方向收缩，睫状小带松弛，这样使晶状体由于自身的弹性复位而变凸，折光能力增强，使物像前移，成像在视网膜上（图4–4）。

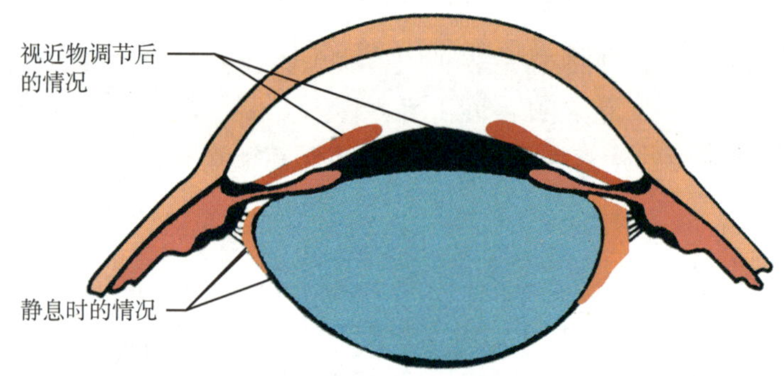

图4–4 晶状体的调节

物体越靠近眼，发出的光线辐散程度就越高，因此晶状体也就要做更大程度的折射调节，也就是需要晶状体变得更凸，这时睫状肌就要做更大程度的收缩。所以，若长时间看近处物体，眼睛会感到疲劳甚至疼痛。

晶状体的调节能力是有限度的，主要取决于晶状体的弹性。晶状体的弹性越好，调节能力就越强。通常将眼做最大程度的调节时所能看清最近处物体的距离称为近点。近点被用来表示晶状体的最大调节能力。近点越近，表示晶状体的弹性越好，调节能力越强。晶状体的弹性与年龄有关，随着年龄增大，晶状体的弹性逐渐变差，近点逐渐远移，晶状体的调节能力随之变弱。发育良好的青少年，眼的调节力最大。例如，10岁左右的正视眼近点平均为6~8cm，调节力约为+14.00，20岁的青年人近点平均约为10.4cm，调节幅度只有+11.00，而60岁的老年人的晶状体弹性显著减退，近点可达80cm或更远，调节能力不到

+2.00。老年人由于晶状体弹性下降，眼的调节能力下降，看近物不清楚，称为老视，即老视眼或老花眼。老视眼看远处的物体与正常眼一样。老视眼如需看清近物，可佩戴凸透镜以增加入眼光线的折射程度来矫正。

2.瞳孔的调节　通过调节瞳孔的大小可以控制进入眼内的光量，正常人瞳孔的直径可变动于1.5~8.0mm。在生理状态下，瞳孔的大小调节可通过以下两个反射进行。

（1）瞳孔近反射　也称为瞳孔调节反射，眼视近物时，瞳孔括约肌反射性收缩从而使瞳孔缩小，以减少进入眼内的光线量，最终使物体更加清晰地成像于视网膜上。

（2）瞳孔对光反射　强光照射眼时，瞳孔缩小，随着强光减弱，瞳孔则扩大。瞳孔的这种随光线强弱而改变大小的适应的意义在于，光线太强时视网膜不至于受到损害，光线减弱时也能看清周围物体。瞳孔对光反射的效应是双侧性的，即一侧眼被强光照射时，两眼瞳孔同时缩小，这种现象称为互感性对光反射。

反射的途径为：强（弱）光照射视网膜→视网膜产生冲动→冲动沿视神经传到中脑顶盖前区并更换神经元→到达双侧动眼神经核→沿动眼神经中的副交感神经传出→经睫状神经到达睫状体。瞳孔对光反射的中枢在中脑，临床上有时可见到瞳孔对光反应消失、瞳孔左右大小不等、互感性瞳孔反应消失等异常情况，大多数是因为这些反射的结构基础——反射弧的某一部分发生受损而导致的。因而临床上常利用瞳孔的反应情况来判断神经病变的部位、麻醉的深度和病情危重程度。

3.双眼球会聚（集合或辐辏）　当双眼注视某一近物或被视物由远移近时，会出现两眼视轴同时向鼻侧会聚的现象，称为双眼球会聚，也称辐辏反射。意义是使眼视近物时，物体成像于两眼的视网膜的对称点上，产生清晰单一的视觉，避免复视。

（三）眼的屈光能力异常

正常人眼看近物（5m以内）时，只要距离大于或等于近点，通过眼的调节，便能成像于视网膜上，产生清晰的视觉，称为正视眼。如果眼的屈光能力异常或眼球形态异常，在安静状态下，物体发出的平行光线不能聚焦于视网膜上，导致视物模糊、不清或变形，称为非正视眼，也称为屈光不正或折光异常，包括近视、远视和散光。

1.近视　是由于眼球前后径过长（轴性近视）或屈光系统的折光能力过强（屈光性近视），导致物体发出的平行光线会聚于视网膜之前，因此看东西模糊。近视大多数是由于不良的用眼习惯造成的，可用凹透镜进行矫正。

2.远视　是由于眼球前后径过短（轴性远视）或屈光系统的屈光能力太弱（屈光性远视），导致物体发出的平行光线会聚于视网膜之后，因此看到的东西也是模糊的。远视的人无论是看远物还是看近物都需要调节才能看清，且看近物时需做更大程度的调节才能看清，故易产生疲劳，若长时间阅读可发生头痛。远视可用凸透镜进行矫正。

3. 散光 是指角膜表面不呈正球面，角膜经纬线曲率半径不一致，物体发出的平行光线不能聚焦于视网膜上，导致视物不清或物像变形。除角膜外，晶状体表面曲率异常也可能会导致散光。散光可用相应的圆柱面透镜进行矫正。

知识拓展

户外活动与近视

2007年，美国俄亥俄州州立大学哥伦布视光学院的唐纳德·穆蒂教授发表了对500多个8~9岁儿童视力发展的研究结果。研究发现，5年时间里，每5个儿童中有1个发展为近视，而唯一的环境因素被认为与户外活动时间相关。这项结果发表1年后，加拿大的罗斯教授和她的团队，也得到了相似的研究结果——在对超过4000名悉尼中小学儿童的3年观察研究中发现，那些花更少时间在户外的儿童更容易发展为近视。罗斯表示，近距离的工作可能还是存在对近视发展的影响，但更多的影响因素可能是眼睛暴露于明亮光线的时间长短。

科学家们通过动物实验也发现，较强的光线（与自然的户外光线强度相当）对视力有保护作用，可减少近视发生率。目前的解释有不止一种，其中一种假说是，光线可以刺激视网膜多巴胺的释放。多巴胺作为一种重要的神经递质，可以阻止眼球在发育过程中的伸长（众所周知，近视的眼球会变得比正常眼球“更长”）。另外，紫外线能促进人体维生素D的合成，而维生素D能帮助眼睛使光聚焦在视网膜上，这是另一种推测。

二、眼的感光系统的功能

（一）视网膜的结构

视网膜位于眼球壁血管膜（中膜）的内面，属于眼球壁内、中、外三层膜中内膜，从前往后分为3部分，即视网膜虹膜部、睫状体部和脉络膜部。前两部分薄且无感光作用，脉络膜部范围大，有感光作用，故又称视网膜视部。视网膜视部（通常所述视网膜即指视网膜视部）由外向内可分为四层：色素细胞层（不属于神经组织）、感光（视）细胞层、双极细胞层和神经节细胞层；后3层统称为神经层。

色素细胞层含有黑色素颗粒和维生素A，这两者的主要作用是营养和保护感光细胞。色素细胞层的血液供应来自中膜——脉络膜，而感光（视）细胞层、双极细胞层和神经节细胞层的血供则来自视网膜内表面。细胞色素层和感光细胞层之间有一潜在性间隙，临床上视网膜剥离位置即发生在这两层之间。

色素细胞层内侧为感光细胞层。主要由感光细胞组成，感光细胞是感受光线的感觉神经元，又称视细胞。感光细胞分为视杆细胞和视锥细胞两种，两者在形态上由外向内都分为外突（树突）、胞体和内突（轴突）三部分，视杆细胞外突呈杆柱状，而视锥细胞外突呈圆锥形。

每个视杆细胞的外突内可有数百乃至上千个排列整齐的圆盘状的膜盘，膜盘上的感光蛋白称为视紫红质。视紫红质为视杆细胞的感光色素，在光照下发生一系列的光化学反应，是视杆细胞感光换能作用的基础。视紫红质由11–顺式视黄醛和视蛋白组成。维生素A是合成11–顺式视黄醛的原料。当人体缺乏维生素A时，视紫红质缺乏，导致弱光视力减退，即夜盲症。

视锥细胞也含有与视杆细胞外突相似的膜盘，但数量要少。根据含有视锥色素的不同，视锥细胞有三种类型，分别含有红敏色素、绿敏色素和蓝敏色素，人和绝大多数哺乳动物都具有这三种视锥细胞。如缺少含红敏（或绿敏）色素的视锥细胞，则不能分辨红（或绿）色称为红（或绿）色盲。

（二）视网膜的两种感光换能系统

1.视杆系统　由视杆细胞和与之相连结的双极细胞及神经节细胞等组成，对光的敏感度较高，能在暗环境中感受弱光，但不能感受颜色，难以分辨物体的微细结构，故称晚光觉或暗视觉系统。视杆细胞主要分布在视网膜周边，越靠近视网膜周边分布得越多，越靠近中央则分布越少，在黄斑的中央凹处无视杆细胞。以上3种细胞的连结有以下特点，多个视杆细胞可与同一个双极细胞联系，多个双极细胞又与同一个神经节细胞联系。在视网膜周边部有多达250个视杆细胞经少数几个双极细胞连聚于同一个神经节细胞的情况。以上的连结方式使视杆系统不可能有很高的视觉分辨力，但可中和光线的刺激。在猫头鹰、蝙蝠等动物中发现，其视网膜中只有视杆细胞而无视锥细胞，故只有暗视觉，这是它们只在夜间活动结构基础。

2.视锥系统　由视锥细胞和与之相连结的双极细胞及神经节细胞等组成，对光的敏感度较低，在强光下才能被激活。视锥系统不仅可分辨颜色，还能分辨物体的微细结构，故又称昼光觉或明视觉（photo–pic vision）。视锥细胞主要分布在视网膜中央部，越靠近视网膜中央分布得越多，越靠近周边则分布得越少。视锥细胞与双极细胞之间，双极细胞与神经节细胞之间的连结情况异于视杆系统，在中央凹处，视锥细胞与双极细胞之间、双极细胞与神经节细胞之间甚至存在单线式联结，这是视锥系统具有很高的视觉分辨能力的结构基础。在鸡、鸽等动物中发现，其视网膜中只有视锥细胞而无视杆细胞，故只有明视觉，这是它们只在白天活动的原因。

（三）视网膜的光化学反应

1.视杆细胞中的视紫红质的光化学反应

（1）视紫红质　是一种结合蛋白质，由一个视蛋白和一个视黄醛结合而成。视黄醛属于生色基团。视紫红质在光照下迅速分解为视蛋白和视黄醛。在分解过程中，视紫红质失去了暗处时的紫红色而变为无色透明，在暗处时视紫红质又可以重新合成。

在分解过程中，视黄醛由原来的11-顺式（一种较弯曲的构型）转变为全反式（一种较直的构型）。视黄醛构型发生改变的同时又可导致视蛋白构型的改变，最终诱导视杆细胞产生感受器电位。感受器电位经过双节细胞再传到神经节细胞，神经节细胞去极化，直到达阈电位，产生动作电位，最终完成视网膜的感光换能作用。

视紫红质的光化学反应是可逆的，其分解与合成处于动态平衡，反应方向往分解还是往合成进行取决于光照的强度。在暗处时，合成大于分解，视网膜对弱光敏感；在明亮处时，分解大于合成，因此视杆细胞则失去感受光刺激的能力，此时，视锥系统取代视杆系统，转变为强光感受系统。

在视紫红质分解和再合成的过程中，有一部分视黄醛被消耗，需要靠食物中的维生素A来补充。若长期维生素A摄取不足，可影响人的暗视力，即弱光视力减退，称为夜盲症。

视紫红质合成有两条途径：①全反式视黄醛异构为11-顺式视黄醛，这一过程是耗能反应，需要视黄醛异构酶催化，色素上皮细胞提供能量和必需的酶；②全反式视黄醛先还原为全反式视黄醇（维生素A的一种形式），后者经异构酶催化而转变为11-顺式视黄醇，然后氧化为11-顺式视黄醛，并与视蛋白结合，最终形成视紫红质（图4-5）。

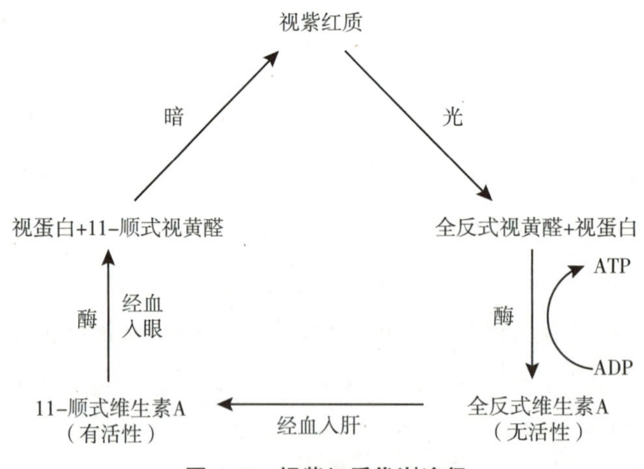

图4-5　视紫红质代谢途径

（2）视杆细胞的感受器电位　视杆细胞的感受器电位是一种超极化型的电位变化，其静息电位仅有-30~40mV。无光照时视杆细胞外段膜有相当数量的钠通道处于开放状态，形成持续的Na^+内流，同时，细胞膜上钠泵的活动，将Na^+不断地转运到细胞外，以维持细胞内外Na^+的动态平衡。当视网膜受到光照时，部分钠通道关闭Na^+内流相对减少，于是引起视杆细胞外段膜发生超极化的电位变化。该电位属于启动电位，可以电紧张形式扩散，是光刺激在视网膜上转换为电信号从而引起视觉的最关键、最直接原因。

2.视锥细胞的光化学反应　与视杆细胞一样，视锥细胞的视（感光）色素也是由视蛋白和视黄醛结合而成。根据含有的感光色素的不同，人视网膜中有3种不同的视锥细胞，吸收峰值分别在570nm、540nm和440nm处，相当于红、绿、蓝三色光的波长。3种视色素都含有相同的11-顺式视黄醛，只是视蛋白的分子结构略有不同，正是由于视蛋白分子结构的这种微小差异，决定了不同感光色素的视黄醛分子对不同波长光线的敏感性不同，这也就导致了不同视锥细胞中视色素存在区别，决定了3种感光色素分别对红、绿、蓝3种不同波长的光线最为敏感。当光线作用于视锥细胞外突时，外突膜两侧也发生与视杆细胞类似的超极化型感受器电位，作为感光换能的第一步，并最终在相应的神经节细胞上产生动作电位。

三、视觉传递和大脑视觉形成过程

视觉包括光觉、色觉和形觉。光觉是最原始和最基本的，只有在具备光觉的条件下，才能产生色觉和形觉。色觉是分辨颜色、辨别不同波长光波的能力。形觉是辨别物体不同之处的能力。人类视觉使人能接受外界信息，并在大脑中形成复杂的图形、空间知觉和心理感受。

当从物体上反射的光量子到达眼睛的视锥细胞时，视网膜便会发出神经冲动信号，通过双极细胞层和神经节细胞层传递到位于大脑后部的视觉皮质中枢17区。视觉信息在该区的局部群集得到进一步的处理，辨别出颜色、动作、形状和深度等简单特征。之后，具有这些特征的信息被继续传递下去，并且分送到颞叶和顶叶等比较远的区域。以颜色信息为例，先传递到V4区，再从那里到达位于颜色中心区的更高一层，包括TOP（即颞叶、顶叶和枕骨脑叶三者的汇合处）的皮质区域，在此完成更复杂的颜色处理，形成视觉及视觉生理反馈，并产生和形成不同的心理感受、感觉和联想等。

视觉看见物体信息的条件如下。

（一）信息必须传递到皮层视区

视觉看不见物体时，是因为物体所在的位置与大脑中视觉发生的位置之间，有一段空间距离。视觉看见的是物体的信息，是信息从物体的位置传递到视觉发生的位置。

“看见”是视觉系统发生作用最终在大脑皮层中形成的结果。要发生“看见”，物体的信息必须传递到大脑皮层特定的视觉发生区。任何传递不到位的信息，视觉都是无法“看见”的。正常状态下，什么样的信息传递到皮层视区，视觉就能“看见”什么样的信息。视觉能看见的是外界环境中物体的大小、形状、颜色、亮暗、动静、远近等信息，这些信息是从物体开始向眼传递，并最终传递到皮层视区的。

视觉信息不是皮层视区自产的，而是从物体传递来的；那么物体自身及传递过程中，就应该存在这些信息。大小、形状、颜色、动静是物体本身的信息，亮暗是自然光作用于物体形成的信息，远近是信息传递中形成的信息。

从物体到皮层视区，信息传递由两种不同的载体——光信号与电信号分段完成。光电信号同属电磁波，信息在信号中是以物理性质的方式存在的，包括光电的强度（亮暗）、衰减（远近）、频率（颜色）、相位（形状）等。

因此，视觉要看见物体信息，物体信息必须传递到皮层视区。

（二）皮层视区再现信息

视觉要“看见”信息，最简单的方式就是在皮层视区将接收到的信息，由大脑皮层视区自身的生理活动“再现出来”，即“原信息的复制品”。至于这个“复制品”能把原来的信息再现到什么程度，是由皮层视区的功能决定的。这个信息“复制品”不可能是以图像方式的显示，它应该是神经电信号在大脑皮层中的电磁振荡。

电磁波信号的振荡，是在大脑皮层中发生的，是大脑功能的正常活动，因此视觉功能“看见”即感知到自身生理活动的变化，是一个自然发生的结果。也就是说，在大脑皮层中信息“再现出来”与“看见”是一回事。无法再现则看不见。

大脑皮层是通过其本身的功能活动“再现出信息”的，即“再现信息”属于生理活动。

四、与视觉有关的生理现象

（一）视力

视力也称视敏度（visual acuity），指眼对物体微细结构的分辨能力，也就是分辨物体上两点间最小距离的能力；通常以视角的大小作为衡量标准。视角是指物体上两点发出的光线进入眼球，在节点相交所形成的夹角。视角越小，表示视力越好。一般眼能分辨的视角约1分。正常视力通常用所能看清楚的最小视网膜物像的大小作为衡量指标，这一指标相当于视网膜中央凹处一个视锥细胞的平均直径（4~5μm）。国际标准视力表即根据以上原理设计的。目前国际上检查视力常用的测定图标有两种，一种是Landolt环；另一种图标是Snellen，是一组大小不一的字母E。

（二）视野

单眼固定注视正前方一点时所能看见的空间范围，称为该眼的视野（visual field）。在同一光照条件下，各种颜色的视野不同，白色视野>黄色视野>蓝色视野>红色视野>绿色视野。另外，视野受面部结构影响，由于鼻和额对光线的阻挡，使得鼻侧和上方视野较小，颞侧和下方的视野较大。临床上借助视野检查，可以辅助诊断视神经、视觉传导通路和视网膜的病变。

（三）暗适应和明适应

1.暗适应　当从明亮环境中突然进入暗处时，最初看不清任何东西，人眼在暗处对光的敏感性逐渐提高，经过一定的时间后，在暗处才逐渐恢复视觉，这种现象称为暗适应。暗适应过程相对较慢，一般需要30分钟才能完成。暗适应的产生机制是由于在明亮处视杆细胞的视紫红质已大量分解，储存量很少，进入黑暗处时，不足以引起对暗光的感受，一定时间后，视紫红质合成加快，储存增多，对光的敏感性逐渐增加，恢复暗处的视觉。

2.明适应　当从暗处突然进入明亮处时，最初只感到一片耀眼的光亮，而看不清物体，稍待片刻后才能恢复明亮处的视觉，这种现象称为明适应。明适应过程较快，仅需几秒钟即可完成。明适应由是于在暗处蓄积的视紫红质在明亮处遇到强光时迅速分解，而产生耀眼的光感，随后视紫红质分解急剧减少，视锥系统逐渐承担起明视觉功能。

任务3　色觉生理

色觉即颜色视觉，视锥细胞具有辨别颜色的能力。颜色视觉是一种复杂的物理心理现象，是不同波长的光线作用于视网膜后在脑引起不同的主观感觉。正常人视网膜可分辨波长在380~760nm范围内150多种不同的颜色，每种颜色都与一定波长的光线相对应。因此，在可见光谱的范围内光线波长只要有3~5nm的增减就可被视觉系统分辨为不同的颜色。显然视网膜中不可能存在150余种对不同波长的光线起反应的视锥细胞或视色素。有关色觉形成的机制各国学者提出了许多学说，目前被广为接受的是三色学说（Young-Helmholtz学说）和拮抗色觉学说。

一、三色学说

三色学说，又名Young-Helmholtz学说，是19世纪初由Young和Helmholtz提出的。

该学说认为，在视网膜上存在3种视锥细胞，分别含有对红、绿、蓝三种光线敏感的视色素，分别感受红、绿、蓝三原色，并且其中一种三原色在刺激其主要感受锥体细胞外，还对其余两种锥体细胞产生刺激。例如，在红光刺激下，不仅感红色的锥体细胞质兴奋，感绿和感蓝的锥体细胞也相应地产生较弱的兴奋。而3种刺激以任意比例地综合作用于大脑，便产生各种颜色感觉。例如，当红、绿、蓝三种视锥细胞受到刺激的比例为4∶1∶0时，就产生红色视觉；当三者受到刺激的比例为2∶8∶1时就产生绿色视觉；当三者受到刺激的比例为1∶1∶1时就产生白色视觉；无刺激则产生黑色。对于色盲的解释，该学说认为，红色盲者缺乏感应红色的锥体细胞，绿色盲者缺乏感应绿色的锥体细胞，因为红色刺激感红锥体细胞的同时也刺激感绿锥体细胞，所以色盲者常红绿都分不清楚。

二、Hering 学说

该学说又名四色学说、拮抗色觉学说（opponent color theory），Hering观察到，颜色现象总是以黄－蓝、红－绿、白－黑这种成对的关系发生的，因而假定视网膜上有黄－蓝、红－绿、白－黑3对视素（光化学物质）；此3对视素的代谢作用包括分解（异化）和合成（同化）两种对立过程。当白光刺激时，可分解白－黑视素，引起神经冲动，产生白色感觉；无光线刺激时，白－黑视素合成，引起神经冲动，产生黑色感觉。对红－绿视素，红光引起分解作用，产生红色感觉；绿光引起合成作用，产生绿色感觉。对于黄－蓝视素，黄光引起分解作用，产生黄色感觉；蓝光引起合成作用，产生蓝色感觉，而我们感觉到的各种色彩则是三种组合分解或合成的结果。该学说认为，色盲是缺乏一对视素（二色觉）或两对视素（全色盲）的结果。

三、近代“阶段学说”

近年来，大量的实验结果表明，在视网膜上的确有3种感色锥体细胞，分别对红、绿、蓝3种色敏感；另外，关于视路传导特性的研究结果也使Hering学说（四色说）获得了不少的支持。因此，有学者主张把色觉的产生过程分两个阶段：第一阶段为视网膜视锥细胞层阶段，在这一阶段，视网膜的3种锥体细胞选择吸收光线中不同波长的光辐射，分别产生相应的神经反应，同时每种锥体细胞又单独产生黑和白反应；第二阶段是信息传送阶段，即在颜色信息向大脑传递过程中，不同颜色信息再重新组合、加工，形成四色应答密码”，最后产生色觉。颜色视觉的这一学说也称“阶段学说”，它把两个古老的完全对立的色觉学说巧妙地统一在一起，使其更接近实际的色觉机制。

目标检测

答案解析

一、单项选择题

1. 角膜组织学分五层，损伤后可以再生的是（　　）

A. 角膜上皮层和基质层　　B. 角膜上皮层和内皮层

C. 角膜上皮层和后弹力层　　D. 前弹力层和后弹力层

E. 内皮层和后弹力层

2. 眼的屈光系统不包括（　　）

A. 角膜　　B. 瞳孔

C. 房水　　D. 晶状体

E. 玻璃体

3. 强光照射一只眼时，瞳孔会发生何种变化（　　）

A. 两只眼瞳孔均缩小

B. 两只眼瞳孔均放大

C. 被照射眼的瞳孔缩小，另一只眼的瞳孔不变

D. 被照射眼的瞳孔缩小，另一只眼的瞳孔放大

E. 被照射眼的瞳孔放大，另一只眼的瞳孔不变

4. 视黄醛是由哪种物质转变而来（　　）

A. 维生素A　　B. 维生素B

C. 维生素C　　D. 维生素D

E. 维生素K

二、思考题

1. 简述房水循环途径。

2. 视近物时眼是如何调节的？

3. 简述眼屈光系统的组成。

（冼文娇　赖小东　刘天瑞）

书网融合……

小结

习题

微课

项目五　双眼视觉

PPT

学习目标

1. 掌握　双眼视觉中眼外肌的作用。
2. 熟悉　双眼视觉及其生理机制。
3. 了解　常见视觉异常疾病。
4. 具有对技术精益求精的工匠精神。

人感知外界事物，依靠的不仅仅是作为视觉器官的眼球，因为双眼视觉形成是一个复杂的过程，眼如何接收来自四面八方的外界信号，又是如何传达至大脑，除眼球本身外，还涉及眼球运动系统和视觉电生理系统。

任务 1　眼外肌在视觉生理中的作用

人类形成立体视觉，需要眼球具备正常接收视觉信号的功能，同时还需要双眼接收“画面”一致，而双眼球如何能同步运动，眼外肌作为决定眼球运动方向的唯一眼附属器，其结构甚为精巧。

一、单独眼外肌的作用机制

眼外肌（extraocular muscles）起源于胚胎组织的中胚层，妊娠第3~4周时发育开始。眼外肌周围的组织也在妊娠早期开始发育，滑车的形成开始于妊娠的第6周，在妊娠6个月时，所有的眼外肌及其周围组织都已经形成，以后仅是体积的增大。

两眼各有6条眼外肌，包括4条为直肌和2条斜肌。4条直肌附着点距角膜缘的距离依内、下、外、上的顺序形成一个特殊的螺旋状，称为Tillaux螺旋。斜肌的止端附着于眼球赤道后部的巩膜上。其中内直肌止端附着于鼻侧角膜缘后5.5mm处巩膜上，为眼外肌中最短的肌肉，也是唯一没有筋膜与斜肌相连的肌肉。

Zinn环（或称总腱环）在眼眶尖端附着于视神经孔四周骨壁上，除下斜肌起自前部眶内壁外，其余眼外肌（包括提上睑肌）均起自此总腱环。第Ⅲ对脑神经支配上直、下直、内直及下斜4条眼外肌；第Ⅳ对脑神经支配上斜肌；第Ⅵ对脑神经支配外直肌。4条直肌之间有一薄层筋膜将它们联系起来。大量眶脂肪充填于眼外肌之间，在肌锥外脂肪组织随着眼外肌向前，终止于角膜缘后10mm处。脂肪与眼球壁之间有Tenon囊相隔，所以眼肌手术时假若在角膜缘外10mm后的Tenon被割破，则眶脂肪由Tenon囊破口处脱出，在该地形成瘢痕而使结膜、巩膜、眼肌粘连在一起而限制眼球运动（图5-1）。

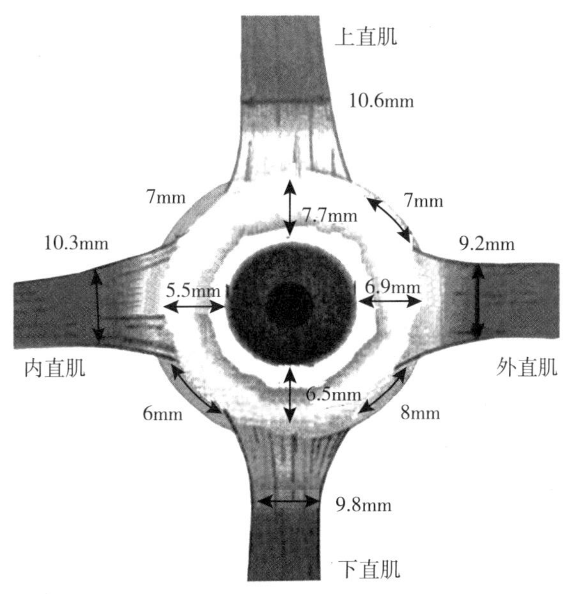

图5-1　眼外肌的作用机制

每条眼外肌对眼球在三个轴向的运动都发挥作用。眼外肌的主要作用是指其在眼球运动中发挥出的主要作用。次要作用又被称为第二作用或第三作用，眼外肌的实际作用由眼球的空间位置决定，眼眶内结缔组织可以调节眼外肌的作用。内直肌和外直肌分别使眼球内转和外转的同时有微弱的上转和旋转作用。垂直直肌和斜肌都有使眼球垂直转动和旋转的作用。垂直直肌主要使眼球上下转，斜肌主要使眼球旋转。当眼球外转时，上下直肌的垂直作用变大。当眼球内转时，斜肌的垂直作用变大。

所有眼外肌共同作用的平衡点决定眼球的位置，在头和身体保持直立的状态下，直视正前方时眼球所处的位置称为第一眼位。为使眼球向某一方向注视，主动肌收缩向该方向牵拉眼球，同时拮抗肌放松。肌肉作用的方向是指该肌肉作为主动肌行使最大收缩力时的方向，如外直肌的作用为外转，因为在外转时其发挥了最大收缩力。各眼肌的功能见表5-1。

表 5-1 各眼肌功能

肌肉名称	主要功能	次要功能
外直肌	外转	无
内直肌	内转	无
上直肌	上转	内转，内旋
下直肌	下转	内转，外旋
上斜肌	内旋	下转，外转
下斜肌	外旋	上转，外转

二、眼外肌的血液供应和神经支配

眼外肌的血液供应来自眼动脉的内外两个分支，外侧支供应上直肌、外直肌、上斜肌和上睑提肌，内侧支供应内直肌、下直肌和下斜肌。供给眼外肌的动脉分成7支睫状前动脉进入4条直肌，除外直肌只有1支外，其余直肌均有2支。所以一次斜视矫正手术只限2条直肌，以免造成眼球前节缺血。

6条眼外肌中，除上斜肌受第Ⅳ对脑神经（滑车神经）和外直肌受第Ⅵ对脑神经（展神经）支配外，其余4条肌肉均受第Ⅲ对脑神经（动眼神经）支配。其中动眼神经上支支配上直肌，下支支配内直肌、下直肌和下斜肌。

（一）眼球的旋转中心

眼球转动的3个坐标轴定为X、Y、Z轴（图5-2）。以眼球赤道部作一平面（称Listing平面），通过眼球中心（center of rotation）在Listing平面上作一垂直线，称为Z轴，眼球沿

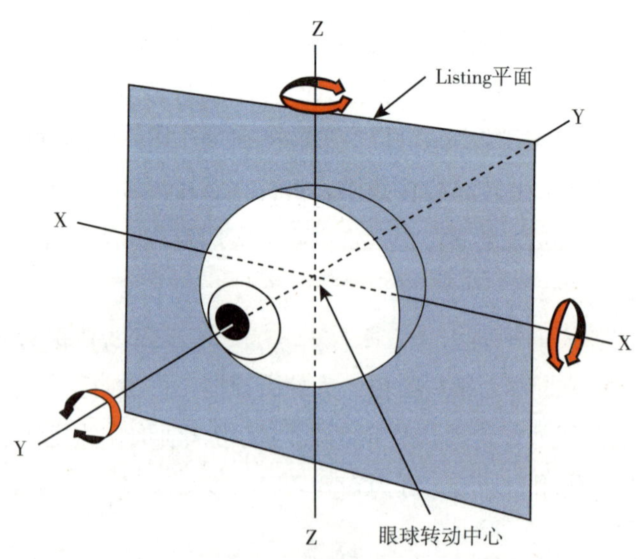

图 5-2 眼球的旋转中心

此轴呈水平向转动。通过眼球中心在Listing平面上作一水平线，称为X轴，眼球沿此轴呈垂直向转动。通过眼球中心与Listing平面作一垂直线（也即眼球的视轴），称为Y轴。眼球沿Y轴的转动称为旋转（torsion）。

（二）单眼运动中的主动肌、协同肌与拮抗肌

每眼各有6条眼外肌，每条眼外肌各有其主要作用。除内外直肌以外，又各有其次要作用。此种主要与次要作用是由眼外肌牵引力的方向与视轴附着点及旋转中心之间的关系所决定的。眼球的每一运动都是几条眼外肌的主要与次要作用的共同效果。

1. 主动肌 每一眼外肌的收缩必然产生一定方向的眼球运动。使眼球向一特定方向运动的主要肌肉称为主动肌。

2. 拮抗肌 同一眼产生与主动肌相反方向运动的肌肉称为拮抗肌。如上直肌和下斜肌在眼球转动时互为拮抗肌。

3. 协同肌 同一眼使眼球向相同方向运动的两条肌肉称协同肌。如上斜肌和下直肌都是下转肌，它们是协同肌。

主动肌、协同肌、拮抗肌都是指单眼而言。

以上所述眼肌间的拮抗关系也是指在第一眼位时的主要与次要作用。如果眼球离开第一眼位，则由于肌肉牵引力与视轴所形成的角度发生了变化，肌肉的主要与次要作用也将随着发生变化。

（三）双眼共同运动中眼外肌的合作与拮抗关系

1. 配偶肌 以上我们已经介绍了单眼在不同眼位时眼外肌的合作与拮抗关系，在此基础上，我们将继续探讨两眼共同运动时眼外肌的合作与拮抗关系。在两眼协调地向各方向转动时，两眼紧密地联系在一起，使视线指向同一方向，以保持双眼单视。此过程中，两眼存在合作关系，使两眼产生相同作用而且互相合作的眼外肌称为配偶肌（yoke muscles），共6组（图5-3）。

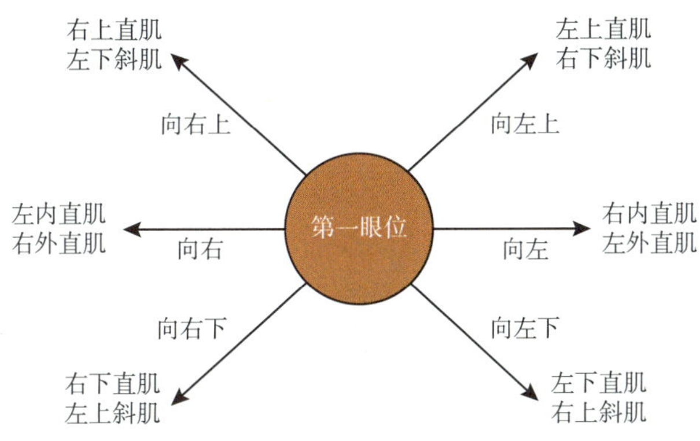

图5-3 配偶肌及其诊断眼位

2. 诊断眼位　临床上为了比较一组配偶肌的功能，希望能有这样一个位置，在该位置只突出两配偶肌的某一个运动功能，作为该眼外肌的主要作用，而不合并次要作用，以便互相比较。因为除内外直肌以外，4组垂直肌肉的配偶关系都是以其垂直作用为标准，而不计其水平转动及旋转作用。

临床上，把双眼球运动6个方位（外展、内收、外上、外下、内上、内下）称为诊断眼位（图5–3），主要用于麻痹性斜视受累眼肌的分析。

由于上下直肌在外转23°时成为单纯上下转肌。上下斜肌在内转51°时成为单纯上下转肌。二者角度不同，一般只能以25°左右的转眼作为检查标准。

内收与外展运动不足是由于内外直肌力量不足所致。垂直作用肌，在外展位时上下直肌使眼球上转及下转，在内收位时斜肌使眼球上转或下转。但需记住，下斜肌起上转作用，上斜肌起下转作用。

诊断眼位与在原位时各眼肌的作用易混淆。诊断眼位与实际的作用肌有所出入，如向外上方转动时，外直肌、上直肌及下斜肌3条肌肉发生收缩。从诊断角度来讲，向外上方运动障碍为上直肌麻痹的表现。

（四）眼球运动的分类

为了便于理解，可根据上述眼外肌之间的合作与拮抗关系，将眼球运动分为单眼运动与双眼运动2类（此分法完全是为了讲解方便，因为实际上我们不可能用一只眼睛做单独运动，除非另一眼眼外肌完全麻痹或摘除眼球）。

1. 单眼运动（duction）　遮盖一眼，让另一眼做跟随运动使眼球尽量转动，以检查在6个诊断眼位的运动范围（图5–4）。

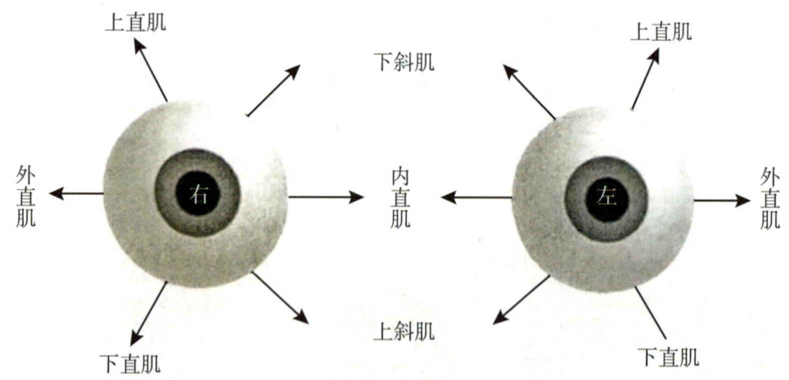

图5–4　诊断眼位的运动范围

（1）内转　单眼向内转动。

（2）外转　单眼向外转动。

（3）上转 单眼向上转动。

（4）下转 单眼向下转动。

单眼运动正常标志为：内转时瞳孔内缘到达上、下泪小点连线，外转时角膜外缘到达外眦，上转时角膜下缘到达内、外眦连线，下转时角膜上缘到达内、外眦连线。

2. 双眼运动

（1）同向共同运动 共同右转、共同左转、共同上转、共同下转、同向共同旋转（即一眼外旋、另眼内旋）。

（2）异向共同运动 辐辏（集合）、分开、共同内旋、共同外旋。

三、眼球运动的法则

（一）神经交互支配定律

眼肌活动的神经交互支配是按生理学中Sherrington法则进行的，当一组眼肌收缩使眼球向某个方向转动时，与其相对抗的一组肌肉必定放松，这是维持平稳运动所必需的。

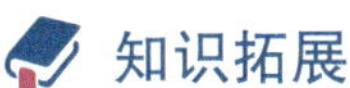

视光学连结

Sherrington法则大意为：每一肌肉的收缩总是伴有一致的、成一定比例的拮抗肌的弛缓。此现象来自中枢神经系统，保证在主动肌收缩时，拮抗肌相应弛缓。此法则适用于全身骨骼肌，但在眼外肌表现得最清楚。Sherrington曾做过一个很有意义的实验，即把猴子左眼的第Ⅲ、Ⅳ对脑神经完全切断，只留下第Ⅵ对脑神经。在第一眼位，此眼因外直肌的紧张而出现外斜位。根据刺激一侧大脑额叶眼球运动区可以引起两眼向对侧运动的原则，以电流刺激左侧额叶眼球运动区，发现左眼球仍可转回正位，但不能做超过中线的内转。由这个实践证明，此眼回至正位是左眼外直肌弛缓的结果，并说明兴奋是来自高级中枢。

除此以外，Sherrington还通过实验证明，在眼球向正前方注视时，维持眼正位之作用不但来自神经，而且也来自肌肉紧张力本身。例如把第Ⅲ、Ⅴ脑神经全切断，此眼仍可保持正位，若以外力牵引使眼呈外斜位，当外力除去后，该眼自动回到正位。这证明肌肉紧张力本身也是保持眼球位置的一个因素。此后又有人证明两眼的交互神经供给除从大脑运动中枢来的神经冲动以外，从小脑及其他平衡器官来的兴奋也起一定作用，而且涉及主动肌以外的合作肌。

（二）配偶肌定律

双眼向同一方向转动时，相应的配偶肌接受等量的神经冲动，是同时同等强度地达到两眼的协同肌，称为Hering法则（配偶肌定律）。例如双眼向左转动时，由中枢发出的冲动传到左眼外直肌及右眼内直肌，这一对肌肉获得的冲动强度是相等且同时的。此法则可解释麻痹性斜视现象，例如左眼外直肌不全麻痹患者，根据Hering法则推导，眼向左方转动时，左眼外直肌肌力不足，所以中枢反馈性地增加神经冲动，以期左眼外直肌收缩。但是，额外增加的冲动也同时下达到右眼内直肌，因而右眼内直肌就会产生过强收缩，使继发性斜角大于原发性斜角。应注意，分离性垂直偏斜（DVD）不符合Hering法则。

Sherrington法则是有关双眼主动肌与拮抗肌之间变互神经供给的法则，Hering法则是两眼共同运动时，配偶肌之间接受同等神经冲动的法则，二者是眼科学中两个重要原则。依Hering法则，如两眼共同右转，不但右眼外直肌与左眼内直肌要接受相同的神经冲动，右眼内直肌与左眼外直肌也必接受相同的神经抑制，同时在其合作肌之间也存在相同关系。此法则适用于一切自主的及反射性的眼球运动。

（三）眼位

为便于叙述，在临床上把眼球处在向正前方注视的位置称为原位或第一眼位（primary position）。向上、下、左、右的正直方向转动后所处的眼位置称为第二眼位（secondary position）。向四个斜角转动方向所处的眼位称为第三眼位（tertiary position）。这9个位置是临床上很重要的诊断位（diagnostic positions）（图5-5）。

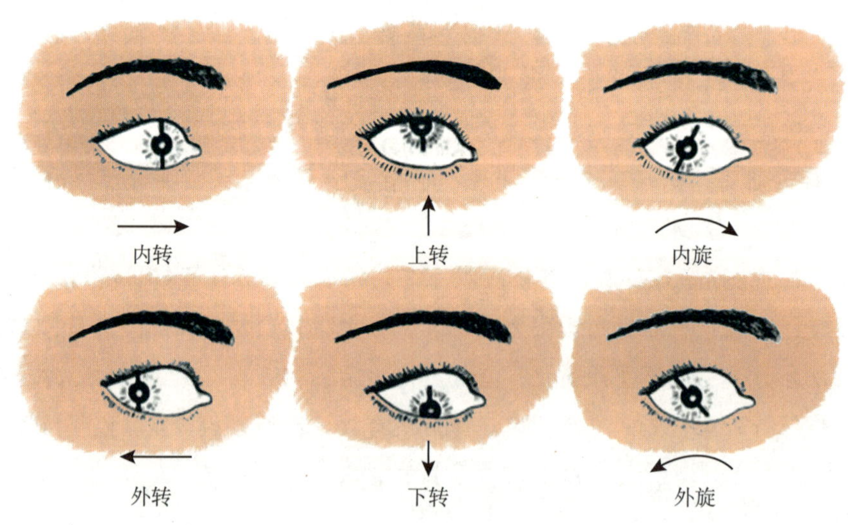

图5-5 临床上重要的诊断位

当眼球沿上述两个轴自第一眼位绕Z轴向左右转、绕X轴向上下转所到达的位置称为第二眼位（secondary position）。到达此眼位的运动是自主性的。在转动中眼球垂直径线不产生任何旋转。矢状轴，即Y轴即与第一眼位时视线方向一致的轴，此轴与Listing平面正交，沿此轴眼球可做内旋和外旋。旋转运动是非自主性的，不能由意志控制。由于在第一眼位只做水平及垂直转动，故有人把不合并旋转作为第一眼位的条件。内旋的定义是角膜垂直轴上端倾向鼻侧；外旋是角膜垂直轴上端倾向颞侧。此3个轴是在综合全部眼外肌的合作与拮抗关系基础上，分析眼球运动所假想的轴，这就是Fick坐标。如果从单一眼外肌的作用来看，内外直肌只有围绕Z轴内外转的作用，而4个垂直运动眼外肌除主要功能外，还有两个次要功能，所以其本身收缩引起眼球运动围绕的轴不在Listing平面内。但把上下转肌的合作与拮抗功能综合起来（还需要水平运动肌肉参与），所产生的围绕水平轴的向直上、直下的眼球转动，可以认为它们是围绕Listing平面内的水平轴在运动。

眼球除了向左右及上下方转动外，还经常需要向斜方转，由于角度不同，故有无数的斜方向。当眼球自第一眼位转向斜方时，最后所到达的眼位称为第三眼位（tertiary position）。在眼球到达第三眼位后，角膜的垂直轴不再是垂直的，而是向一侧倾斜的。

任务2 正常眼运动机制

正常双眼视必须由正常眼运动维持。广义的眼运动包括眼球转动、聚散、调节、眼睑运动、扫视运动、跟随运动、前庭–眼反射、视动眼震和注视性眼运动。前四种眼运动在其他章节中述及，这里仅介绍后五种。

一、常见眼运动

（一）扫视运动

扫视运动（saccades）是骤发的急速的眼位转动，使其视线快速对准目标。扫视运动包括上、中、下神经通道。上通道的作用为目标选择，后顶叶皮层对闪烁和运动做反射性扫视运动，额叶眼区对视空间方位做随意性扫视运动，尾状核和黑质调节随意性和反射性扫视运动之间的相互作用。中通道位于上丘四叠体，其作用为控制扫视运动的轨道。下通道由通向眼外肌的各种神经元组成，其作用是产生脉冲异常、阶梯。

1.分类 扫视运动主要分为：①随意性扫视运动，如阅读时“从左向右看”等；②反射性扫视运动；③自发注视性扫视运动。扫视运动的潜伏期极短，为100~200毫秒，预设的随意性扫视运动甚至无潜伏期。扫视运动的速度极快，达700°/秒。扫视运动的幅度一般小于15°，其准确性高，差错性低于10%。对于视觉性目标为±15°，对于非视觉性目标

为 ± 3°，疲劳时，准确性下降。

2. 刺激来源 视觉目标、听觉目标、本体觉目标、想象性目标是扫视运动刺激的来源。

3. 神经支配 ①扫视运动脉冲是活跃而短促的神经支配，确定扫视运动的视速度。②“阶梯”神经支配是低水平神经支配，保持偏心方向注视。阶梯神经支配与脉冲神经支配成比例，脉冲先送至眼外肌，阶梯随后而至，显示最佳时间配合。

4. 扫视运动异常 高位异常导致注视麻痹、视觉忽视和注意力障碍，如帕金森病。中位异常为上丘病变，导致表达性扫视丧失。低位异常导致脉冲异常、阶梯异常和辨距不良。

（二）跟随运动

跟随运动（pursuit）是不随意的，属心理视觉反射。因它由视觉刺激诱发，所以可能起源于枕叶皮质。跟随运动是指跟随一个注视目标使眼球转向周边视野，主要为外界事物持续于黄斑中心凹成像的过程，受年龄、注意力和目的性的影响。跟随运动的潜伏期极短，约为100毫秒，但速度慢于扫视运动，约为100° /秒。速度大于100° /秒时，准确性下降。由于随意运动仅与运动物体有关，所以它不同于扫视运动，与阅读学习关系不大，而在体育运动和驾驶等活动中起重要的作用。

1. 跟随运动控制 平稳跟随运动控制是视心理反射运动，跟随运动起始时有100毫秒前馈，之后为持续的负反馈，视网膜像速度为其错差察觉信号。正常的增益为0.9，随着目标运动的可预计性而增高，随着偏心度、疲劳和年龄而减小。

2. 跟随运动神经通道 视皮层的大细胞单元和中颞叶皮层察觉视网膜运动；后顶叶皮层控制视空间注意力；上中颞叶皮层联系头位中心运动；额叶眼区和背侧脑桥神经核预计目标运动；小脑计算眼运动速度；前庭神经核计算眼位置。

3. 疾病所致的跟随运动异常 顶叶病变导致对目标的忽视，额叶病变导致预计无能，下通道和运动通道病变和中毒可导致跟随运动失准，如酒精中毒、吸毒和老年性痴呆等。弱视和幼儿内斜视可导致功能性跟随运动异常，如失准和眼球震颤。

（三）前庭–眼反射

前庭系统在头两侧各有3个半规管，它们排成对角线平面，当这些半规管受到头转动刺激时而引起反射性反向而等量的眼转动，称为前庭–眼反射。

前庭神经元包括：①半规管嵴的毛细胞，受流动内淋巴的弯曲而超极化或去极化，内淋巴流动起始于头部加速度运动，其惯性流动使神经反应几乎与头运动成正比；②双极细胞，为毛细胞的驱动，经前庭神经、第Ⅷ对脑神经传至前庭神经核或脊髓神经节突触。

前庭神经核神经元包括：①头速度细胞，接受第Ⅷ对脑神经传入，与前庭信号相互作用以产生真正的头速度信号；②眼速度细胞，其发送速率表达眼在眼眶中的转动速率，若前庭眼反射的增益为1，则眼速度信号等于头速度信号；③眼位置细胞，将眼速度信号换成眼位置信号，这些信号被送至眼运动神经核；④中止细胞，在眼注视方向转换时抑制头速度细胞；⑤前庭核间神经元，产生“速度储存”以维持眼震。

前庭核间联系：①前庭核发送前庭-眼反射信号至眼运动神经核；②前庭核至小脑再回前庭核调整前庭-眼反射参数；③前庭核至脑桥旁网状结构产生眼震快相；④前庭核至大脑皮层使头位置和前庭感觉相联系。

前庭性眼球震颤（vetibular nystagmus）是由于前庭半规管内的内淋巴液运动，刺激前庭神经末梢，并传入中枢，而诱发的眼球震颤。慢相是由前庭核诱发的，快相是通过脑干及额中脑途径发出。因生理性的眼球震颤是诱发引起的，临床医师常利用此类眼球震颤作为诊断手段。当头转动时，要维持稳定的视网膜像，仅靠视觉系统的视网膜处理速度太慢（其潜伏期为70毫秒），故须依赖快速的前庭-眼反射来维持（其潜伏期为10毫秒），转动频率可达5Hz，增益可达1。假若没有前庭-眼反射，人们在步行或坐车时将认不出路标和行人的面目。

当注视目标消失时，则出现前庭性眼震，在头激烈晃动10秒之后，这种眼震将增加。前庭-眼反射属反射性、无预测行为，为前馈性控制，头转动速度为其刺激。当增益为1时，眼速度等于头速度。自发的头眼运动时增益降为0。

前庭-眼反射适应出现于视觉运动不等于头运动时，例如当戴上新的眼镜，因眼镜放大率改变了运动感，故前庭-眼反射须做适应，在适应过程中可能出现眩晕和恶心。

眼球震颤分为以下几类。

1. 冷热性眼球震颤（caloric nystagmus） 指以冷水及热水灌洗外耳道，刺激鼓膜，诱起半规管内淋巴流动的改变而引起的眼球震颤。灌冷水时慢相朝向被灌注耳，灌热水时快相朝向被灌注耳。例如右耳灌入冷水，则眼球震颤快相向左；右耳灌以温水，快相朝右。此法较旋转试验为优，因其可于卧位时测定，可测定一侧迷路或前庭的功能。

2. 旋转性眼球震颤（rotational nystagmus） 患者坐在转椅上，以每20秒10转的速度旋转，引起半规管内淋巴流动激起眼球震颤。当旋转停止后，由于惯力作用，半规管内淋巴液在短时间内朝向旋转的方向流动，眼球震颤快相与旋转方向相背。此法可同时测定两侧迷路或前庭的功能。

3. 电性眼球震颤（electric nystagmus） 以平流电刺激乳突部，用阳极刺激时快相向对侧，用阴极则相反。凡冷温水试验已无反应，而用4~8mA（毫安）平流电刺激即能诱发眼球震颤，表示内耳必有病变。

斜视者的前庭-眼反射增益不对称，斜视和弱视有不规则的温热性眼震。单侧迷路疾病产生水平性和旋转性眼震荡，双侧迷路疾病丧失前庭-眼反射，但眼震仍存，产生眼震荡而视力下降。

知识拓展

眼外肌的神经支配

动眼神经（oculomotor nerve）：为支配眼运动最重要的神经，约有15000根轴索。它支配内直肌、上直肌、下直肌及下斜肌，此外还支配提上睑肌、瞳孔括约肌与睫状肌。

滑车神经（trochlear nerve）：支配上斜肌。与动眼神经核相似，滑车神经核与眼运动的各神经核之间、与前庭神经核之间、与大脑皮质之间均有联系。

展神经（abducent nerve）：展神经核在脑桥发出，从眶上裂穿进眼眶到达外直肌。展神经在颅底的路线最长，因此较易受颅内各种病变影响。

（四）视动眼震

视动性眼球震颤（optokinetic nystagmus，OKN）又称火车型眼球震颤，是由视网膜像的视觉流动引起的急促的眼球震颤，由快相和慢相组成。在月台上观看眼前长列路过的火车，或在疾驶的火车（或汽车）中观看窗外景物，即可引起此类水平向跳动型眼球震颤，快相为促使黄斑能注视下一个目标的矫正运动，故与车行方向一致。根据此种原理，如在圆筒表面画以黑白相间的垂直条纹，用手将圆筒快速旋转，圆筒借惯性而继续旋转数秒钟。假如筒由左向右旋转，当注视圆筒上的条纹时，眼球会跟随条纹向右移动，而构成眼球震颤的慢相，当该条纹转至圆筒背后不再能被注视时，眼球立即出现快速的向左跳动（快相），以期重新注视在圆筒左侧的另一条纹。

1.分类 视动眼震分为主动视动眼震和被动视动眼震。前者由平滑的跟随运动（慢相）和自发性扫视运动（快相）组成，受大或小的中心窝像的运动刺激而产生，后者为真正的视动眼震，如同前庭性眼震，纯属反射性，受大的运动物体尤其是周边运动的刺激而产生。视动眼震慢相速度可达40°/秒。

2.视动性眼球震颤的临床意义 当圆鼓向一侧旋转时眼球震颤是正常的，而朝反方向旋转时眼球震颤消失，或者至少是显著减弱，称为OKN征阳性。该反应于疲劳后立刻减低，因此不宜于疲劳时测定；可用来判定大脑病灶的部位。OKN征阳性暗示在顶叶、枕叶或额叶有病灶，并且病灶在圆鼓旋转所向的一侧。这种眼球震在病程中可被代偿而消失。额叶病变产生的异常反应消失得特别迅速。病态性视动性眼球震颤常伴有失语症。

3.视动眼震的异常 应用视动眼震转轮可客观地测量视力，平滑跟随运动在转轮停止时立即停止，而视动眼震仍惯性继续。若视动眼震神经控制径路出现障碍，则不能靠它测视力。视动眼震随年龄减退。婴儿内斜使各眼的颞侧运动的敏感性降低，在单眼测量时有鼻侧运动幻觉，还可出现双鼻侧向慢相，即颞侧视动眼震。前庭核病变可同时影响前庭核性眼震和视动眼震。

（五）注视性眼运动

注视性眼运动指眼在注视时出现持续不断的运动，一般约 ± 5′，可达 ± 30′。

1. 注视的神经生物学 顶叶中止神经核控制上丘注视神经核，从而控制脑干中心神经核；顶叶中心神经核抑制前庭中止神经核。

2. 分类 注视性眼运动分为三类：①微动，频率高（30~100Hz），幅度小（<30′），两眼不协调而成双眼视觉的噪声；②缓慢漂移，速度约5′/秒，幅度1′~5′，两眼不协调而成噪声；③微小扫视运动频率为1~2Hz，幅度为1′~25′，两眼协调，其防止视网膜稳定不变所致的视力衰弱。

3. 注视异常 ①异常缓慢漂移：如弱视时，因其难以察觉注视错误而出现，幅度可达1°以上，视觉训练可减小这种异常。②扫视运动突入：在注视时突发不适当的扫视运动，如发生于小脑病变时。③节律性眼震：幅度高达10°，频率约8Hz。④摆动性眼震：先天性者为水平向眼摆动，不分快慢相，早期视力丧失，后天获得者可为水平、垂直性或旋转性眼震。⑤痉挛性眼震：先天性，慢相加速，在有意注视时更加严重；注视激发性，慢相减速，由酒精、巴比妥镇静催眠药和小脑病变等所致，伴有呼吸衰竭；前庭性，张力不对称。

缓和注视异常的因素包括静止眼位、头倾斜、向慢相方向注视等（表5-2）。

表 5-2 注视性眼运动

类型	刺激	潜伏期	速度	幅度	共轭性
两眼迅速扫视运动	意志，反射	200ms	30°~800°/s	<0.5°~90°	两眼共轭
眼球缓慢运动					
跟踪（pursuit）	移动的注视目标	125ms	<90°/s	0°~90°	两眼共轭
前庭–眼反射	头运动	<15ms	<400°/s	0°~90°	两眼共轭
视动眼震	视野运动	100ms	<60°/s	0°~90°	两眼共轭
眼聚散（vergence）	调节，融像	160ms	<20°/s	年龄有关	不共轭
校正性扫视	位置错误	125ms	<150°/s	<4°	两眼共轭
微小扫视	注视	潜伏期	3°~12°/s	1′~25′	两眼共轭
飘移（micro-drift）	注视	200ms	0~30min/s	1′~5′	不共轭
微动	刺激	125ms	50~100Hz	5′~30′	不共轭

二、眼运动与阅读

研究和临床工作者一向强调运动与阅读之间的关联性。在阅读时有三种重要的眼运动：扫视运动、注视性眼运动和返回运动。

扫视运动约占10%阅读时间，每次扫视8~9字距，即2°视角。所需时间与扫视距离成比例，2°时需25~30毫秒，5°时需35~40毫秒。在扫视运动之间，眼相对静止，为注视性中止。正常阅读者需200~250毫秒。同一读者在不同时间及不同读者在阅读时的眼运动有很大的差异。扫视运动可有2~18字距。注视时间可为100~500毫秒。第三种与阅读有关的重要眼运动为返回运动，从右至左的运动（若从右至左阅读文字，则从左至右运动）占熟练阅读者10%~20%时间。其实，返回运动也是一种扫视运动。

由于眼运动缺陷与阅读有明显的关联，故此方面相关的研究较多。有两种基本观点：①眼运动障碍可导致阅读能力低下，研究发现，不熟练阅读者比正常阅读者的注视时间和返回时间要长；②引起阅读障碍和语音能力不足者，会出现随机的不熟练的眼运动，可见阅读困难本身会导致错误的、不协调的眼运动。实际上，综合上述两种观点可能更为正确。在某些病例中，注视和扫视能力可能是影响儿童快速、舒适阅读及理解能力的主要原因。而在另一些病例中，眼运动功能不足可能是阅读能力低下的反映。

另外，在阅读时眼运动与更高级的认知过程包括注意力、记忆和应用视觉信息相互影响，治疗眼运动障碍可促进注意力的集中。

临床经验和研究发现，眼运动障碍很少单独存在，常伴有调节、双眼视功能和视觉感知的功能异常。因此，治疗眼运动功能不足的同时要治疗其他功能障碍。

任务3　视觉的概述

一、概述

视觉信息的正确获得是靠眼睛将入射光线聚焦到视网膜上的能力实现的。人所感受的外界信息，80%以上来自视觉，除了视敏感度外，其他对光的感受，对各种物体形式、大小、形状和颜色等有关的感觉功能，均属视觉范畴。正常情况下，人类所获取的视觉信息由双眼共同担当，双眼做出同等程度的贡献是获得清晰视觉、舒适视觉的前提与保障。

外界物体在两眼视网膜相应部位（即共点或对应当）所形成的像，经大脑视觉中枢融合成一个完整的立体形象，这种功能称为双眼视觉（binocular vision）或双单视。因此，双眼视觉并不仅仅指双眼一起看，而是双眼的视觉输入信号被相对平衡地用于形成最终的单一像。

融像（fusion）是指将各眼的像融合成单一物像的过程，它是感觉和运动两个因素的融合或结合。为了获得双眼视，我们必须拥有两种类型的相结合。

临床上通常以下列10项检查作为客观评估依据，包括视力、视野、调节幅度、集合近点、眼位及眼球运动（角膜映光、遮盖试验、眼肌运动）、瞳孔、色觉和立体视觉。其中立体视觉（stereopsis）是双眼感知深度的功能，是双眼视觉中最高级的功能，也是判断患者是否具有良好双眼视觉的终极指标。立体视觉和日常生活有着密切关系。

双眼视觉在动物由低级到高级发展过程中，体现了对环境高级的和最完善认知的适应。低级生物虽有原始的眼睛，但并不具有完善的视觉，眼外肌也不是作为运动眼球的机构而起作用。动物由两栖类进化到哺乳类，眼睛的构造越来越完善，但许多动物眼仍居于头部两侧，虽有较宽的单眼视野，但多无双眼视觉。双眼视觉一直到高级哺乳类动物才逐渐发展起来，到人类达到最完善的地步。人类直立行走，头部抬起，两眼直向前方，双眼视野与单眼视野相比达到最大比例。由于有了双眼视觉，人类能学习、工作、进行创造性劳动，能更正确地获得有关位置、方向、距离和物体大小的概念，同时产生了立体知觉，能正确地判断自身与客观环境之间的位置关系。这一切变化在人类进化过程中起到了重要作用。

婴儿出生后，在学会协调肌肉活动的同时，视力也逐渐发育，黄斑中心凹的解剖发育在出生后几个月才逐渐成熟，在出生后12个月光感知能力达到成人水平。出生一个月以内婴儿的视力只有光感；3个月时，视力可以发育到0.02左右；6个月时，视力可以发育到0.08左右；1周岁时，视力可以发育到0.2左右；3周岁时，视力可以发育到0.6左右；4周岁时视力可以发育到0.8左右；到了6周岁，视力可以发展到1.2。同样，婴幼儿的屈光度也在逐渐变化。婴儿在出生后6~8个月时，平均屈光状态为+2.00D+2.00D，呈正态分布；1周岁时为+1.00D+1.10D，屈光度呈正视化。2周岁前是发育的关键期，4~6岁时基本达到成人正视水平。由于婴幼儿表达和理解能力有限，其所表达的视力常常低于实际视力。视力的发展不仅取决于视网膜上的图像质量，也取决于神经系统对图像处理的能力。因此，在视觉发育期内，任何影响上述两个因素的原因都可能造成视力发育不良。

由于双眼视觉是一种在动物种属发展过程中比较晚获得的本领，同时也是一种非常精细复杂的生理机制。所以，其在内外环境因素的影响下容易遭到破坏而产生紊乱，斜视从本质上讲就是双眼视觉的紊乱。这种紊乱有的发生于先天或生后早期，有的发生于成年；有的发生于高级神经活动的中枢部分，有的发生于其周围部分。如不经过充分治疗纠正，其结果均将导致丧失双眼视觉。治疗斜视的最高原则就是消除引起双眼视觉紊乱的障碍，设法保存或恢复双眼单视。

正常眼注视远物时调节处于松弛状态。看近物时睫状肌收缩，晶状体改变弯曲率而调整焦点距离，这个过程的机制极其精确而复杂。视近物时的调节功能异常在临床上颇为常见。调节功能不足以老视最多见，睫状肌药物性麻痹或神经性麻痹偶见。由于调节痉挛而造成的暂时性近视常有所遇。视觉调节作用由睫状肌、悬韧带与晶状体完成。由此我们通常把调节因素引起的视觉分为三类。①调节缺失（accommodative deficiency）：异常睫状肌麻痹或力量薄弱，即使晶状体具有良好的弹性，必将导致调节障碍；另一方面，若晶状体因老年或白内障而变硬，那么，无论睫状肌收缩有多强，也一定不会引起相应的调节力。归属这一范畴的有老视、调节不足、调节迟钝。②调节麻痹：常伴有瞳孔扩大，可以单眼发病，也可两眼同时发病。调节麻痹与瞳孔括约肌麻痹并存者，称为眼内肌麻痹（intraocular muscle paralysis）。急性青光眼、眼钝性伤、药物麻痹（如阿托品类药物）或过量服用颠茄，均可引起眼内肌麻痹。③调节痉挛（spasm of accommodation）：若运用的调节力超越视清近物所需，则称调节痉挛。可单独出现，或合并有瞳孔缩小及集合性斜视。

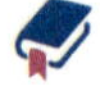

知识拓展

视疲劳与视频终端综合征

视疲劳（asthenopia）是目前眼科常见的一种疾病，患者的症状多种多样，因人因时而异，常见的有近距离工作不能持久，出现眼及眼眶周围疼痛、视物模糊、眼睛干涩、流泪等，严重者伴头痛、恶心、眩晕。它不是独立的疾病，而是由于各种原因引起的一组疲劳综合征。其发生原因也是多种多样的，由病因分类常见的有：①眼睛本身的原因，如近视、远视、散光等屈光不正，调节因素、眼肌因素异常，结膜炎、角膜炎；②全身因素，如神经衰弱、身体过劳、癔症或更年期的妇女；③环境因素，如光照不足或过强，光源分布不均匀或闪烁不定，注视的目标过小、过细或不稳定等。从病理生理角度可分为：睫状肌过度负担，造成生调节性视疲劳；集合力不足，可产生视疲劳；两眼物像不能融合，在融像过程中会发生视疲劳。

视频终端综合征（visual display terminal，VDT）是指由于长时间在视频终端前操作和注视荧光屏而出现的一组无特征的症状，包括神经衰弱综合征（头痛、头晕、头压迫感、恶心失眠或噩梦、记忆力减退、脱发等）、肩颈腕综合征（麻木、感觉异常及震颤、有压痛及腰背部酸痛不适）、眼部症状（视疲劳、眼干燥症、眼部发痒、烧灼异物感、视物模糊、视力下降、眼部胀痛、眼眶痛等）及食欲减退、便秘、抵抗力下降等，甚至会对内分泌系统产生一定影响。

二、产生双眼视觉的条件

感觉融像和运动融像的出现必须具备以下条件：①双眼功能正常；②右眼和左眼的视网膜在大小、照明和颜色上一致；③双眼运动协调，成像落在双眼的黄斑部。

（一）知觉方面

有正常双眼视的人需要有正常的感觉融像，即能将右眼和左眼的像合成后形成单个物像的功能，我们常规用立体视检测方法检测感觉融像功能。

1. 两眼视觉知觉正常或近似 两眼所接受物像在形状、大小、明暗、颜色方面需要一致或近似。把两个形状相差悬殊的物像综合在一起是很困难的。例如两眼物像大小差5%以上即能影响融合力。如果两眼接受了一对无法融合的物像，将引起“视网膜斗争”，即一会儿看见这一个物像，一会儿看见另一个物像的现象。最终将转入只接受一个物像，而抑制另一个物像。

2. 单眼注视力 单眼黄斑部应能恒定地注视同一目标，无论眼往何处看，或目标往何方向移动，均能使目标不脱离黄斑注视范围。此种能力叫单眼注视力。

3. 双眼视 两眼应能同时知觉外界同一物体的形象。一眼视力太低或在屈光间质内有混浊，均不能使两眼同时感知外界物体，双眼同时知觉是建立双眼视的基本条件。当一个像在右眼，另一个像在左眼的对应点上，患者能在同一位置上看到两个像，如右眼看到的是车库，左眼看到的是汽车，具有双眼视功能的被检者可看到汽车恰好在车库里（图5-6）。

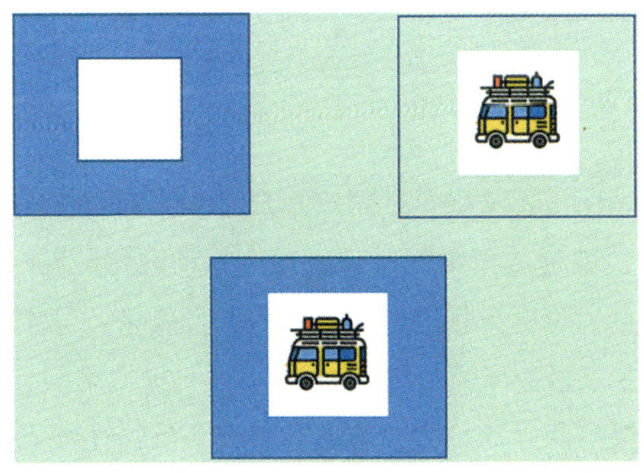

图 5-6　感觉融像

4. 视网膜对应关系正常 两眼黄斑部具有共同的视觉方向，即两眼视网膜的对应关系正常。因为两眼视网膜各成分之间有配偶的定位关系，两黄斑部具有共同的视觉方向。两眼物像只有落在有共同视觉方向的视网膜成分上才能被感觉为同一物体。如果视网膜对应关系不正常，落在两眼视网膜上的物像就不能被大脑感觉为一个物像，而是感觉复视。

5.融合力 两眼能把落在视网膜非对应点上的物像矫正正位，这种能力叫融合力。因为两眼物像并不一定恰好同时落在视网膜对应点上，具有正常融合力的人，能把两个物像调整到对应点上。这种功能是通过大脑枕叶的心理视觉反射活动实现的。

实训项目

实训5-1 红、绿试验

【目的】

体验融像困难。

【实训材料】

任选

【实训工具】

试镜架、红镜片、绿镜片。

【实训方法与步骤】

1.选任意小单色目标。

2.将红镜片、绿镜片同时安放在试镜架左右。

3.戴上试镜架，说出看到的现象。

【实训作业】

解释所看到的现象。

（二）运动方面

人眼通过运动融像来保证感觉融像的最终形成。双眼通过协调运动保持双眼视线始终交叉在同一注视目标上，被称为正常的运动融像。运动融像的特征是双眼运动的对称性，根据人眼外肌的运动特点，可分为集合性融像和散开性融像，分别通过双眼集合和散开运动使得注视目标最终落在双眼视网膜对应点上。

在运动功能上，要保持两眼的位置在各眼位协调一致，注视远方时两眼视线能达到平行，注视近物时，两眼要与所用调节协调地行使辐辏与分开。在向侧方做跟随运动时，两眼要始终以相同速度和幅度同时运动。在眼球运动器官出现任何神经-肌肉障碍（包括神经源性、肌源性，以及来自平衡器的障碍）时，均将影响双眼运动的协调一致，小的差异可以融合力加以控制成为隐斜，双眼视觉尚可保持；但严重的障碍将无法形成双眼单视。

此能力称为双眼注视力（同向或异向）。

（三）中枢方面

首先，两眼视野的重叠部分必须够大，使注视目标能随时落在双眼视野内。从发生学来看，双眼视野的大小决定于视神经交叉内同侧纤维的多少。重叠视野的大小在种属发展过程中也发生了很大变化。较低级动物眶部角度分开很大，眼多位于头部两侧，其单眼视野很大，但两眼视野重叠部分却很小。高级动物两眼逐渐转向前方，单眼视野逐渐缩小，双眼视野显著增加。低级动物由于两眼视网膜物像完全不同，所以每次只能用一眼注视，同时另一眼受到抑制，其视神经纤维完全互相交叉到对侧大脑皮质。为了产生双眼视野，一定要使同侧大脑半球皮质能感知对侧视野内的物体，因此，必须有同侧视神经纤维到达本侧大脑皮质。这样每侧眼相同一半视野将为同侧大脑所感觉。人类和猿类每眼视网膜均被一通过黄斑部的直线分为颞侧及鼻侧两部分。来自鼻侧半视网膜的视神经纤维全部交叉到对侧，而来自颞侧半视网膜的视神经纤维则不交叉而到达同侧大脑。同侧纤维在人类达到最高比例。

双眼可以将分别看到的视野在中心60°左右的范围叠加，使双眼共同注视物体时没有任何障碍。

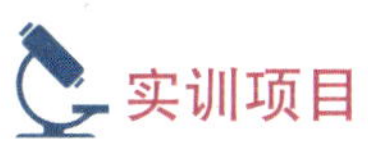

实训5-2　障碍阅读试验

【目的】

障碍阅读试验验证。

【实训器材】

书、笔、笔灯、双眼遮盖罩。

【实训方法与步骤】

1.遮盖左眼，在右眼前放置一障碍物，通常使用笔或笔灯，障碍物的位置通常位于眼前15~20cm，纵向放置，令其注视眼前40cm的阅读物，由于眼前有障碍物的存在，当阅读时，障碍物所在位置的阅读物被遮挡，有一纵列不能够独读到。

2.遮盖右眼，左眼阅读时也会出现相同的结果。

3.打开双眼遮盖，即使障碍物仍在眼前存在，阅读物能够顺利地被读出，好像没有障碍物存在一样，我们称障碍阅读试验通过。

【实训作业】

解释所看到的现象。

其次，大脑的中枢必须发育正常，能正确地接收从视觉及其他感觉器官来的信号，并加以综合、分析，自主地或反射地通过传出系统发出神经冲动以调整眼球位置。此过程在整个反射中是很重要的一环。若大脑不能同时知觉来自两眼的物像，或不能把二者综合成单一、完整的印象，或在必要时不能及时地发出反射冲动调整眼球位置，均不能形成双眼单视。这牵涉智力发育、神经类型、心理状态及各种中枢神经系统的病理改变所产生的影响。

实训项目

实训5-3　主导眼测试试验

【目的】

测试出自己的主导眼。

【实训材料】

任选

【实训工具】

无

【实训方法与步骤】

1. 用双手的食指和拇指围成一个圈。
2. 将胳膊伸直，放于眼前，双眼注视。
3. 将手指围成的圈慢慢接近眼睛。
4. 如果此圈停于左眼，说明左眼是主导眼，如果停在右眼，右眼则为主导眼。

【实训作业】

确定主导眼。

三、双眼视觉临床的分级

双眼视觉是一个完整的生理功能，在临床上为了诊断和治疗的方便，又往往根据其简单和复杂的程度将其分为三级。以下的分类是Worth（1901）所提出的，为目前临床上较多人所采用。

（一）同时知觉

同时知觉（simultaneous perception）是指两眼对物像有同时接受的能力，但不必二者完全重合。两眼能同时看一个东西是形成双眼视觉最起码的条件，至于看的方式和结果，则可能各种各样。如果被检者双眼视功能正常，不仅是两眼同时看见同一物体，而且每眼所接受的物像都恰好落在视网膜黄斑部，传入大脑后被感觉成一个物像。但如果患者眼位倾斜，由于物像落于两眼非对应点上（健眼视网膜黄斑部与斜眼视网膜黄斑部不是对应点），看到的将是两个影像，主觉某种类型复视。

又如患者已建立异常视网膜对应，并不主觉复视，由于有双眼同时知觉，可以用器械测知其自觉斜角与他觉斜角不相等。如已有一眼抑制，则没有双眼同时知觉，也不会主觉复视。

（二）融合

融合（fusion function）是指大脑能综合来自两眼的相同物像，并在知觉水平上形成一个完整印象的能力（融合机制详见本章第四节）。这是在具有双眼同时知觉的基础上，把落于两个视网膜对应点上的物像综合为一个完整印象的功能。融合为一种通过大脑高级中枢的反射活动，引起反射的条件刺激是落于非对应点上的两个物像，此知觉传入枕叶视中枢并引起传出兴奋到达眼外肌，以协调两眼球的位置。因此，融合的含意不仅是指能把两个物像联合起来，还必须能在两眼物像偏离正位（同侧或异侧）的情况下有足够的能力反射性地保证两像合为一个知觉印象。能引起融合反射的视网膜物像移位幅度称为融合范围。融合范围一般可以作为双眼视觉正常与否的标志。

（三）立体知觉

立体知觉（stereopsis）是三维空间知觉，是在上述二级基础上较为独立的一种双眼视觉功能。立体知觉是双眼视的高级形式，它不仅能够使双眼看到的物像合二为一，更重要的是有了立体感和深度觉，可以准确地判断物像的空间位置和距离。但目前也有一些研究认为，立体视与双眼视的发生和发展无等级关系，可以独立发生与发展。临床上，我们通常先测试立体视（感觉融像最高级阶段），如果立体视正常（立体视锐度小于60′），一般可以认为其低级的感觉融像功能正常；如果立体视异常（立体视锐度大于60′），我们可以用Worth 4点法作平面融像功能测试。

四、双眼视觉的神经解剖和视觉神经生理

（一）视路

眼球与大脑密切相关，并常常能够对中枢神经系统疾病提供重要的诊断线索。实际上，视神经是中枢神经系统的一部分。颅内疾病由于破坏或压迫了视路的某一部分，常可引起视觉障碍。控制眼球运动的神经有第Ⅲ、Ⅳ、Ⅴ脑神经，第Ⅴ、Ⅵ脑神经与眼功能密切相关。

视路（visual pathway）指从视网膜光感受器起，到大脑枕叶皮质视觉中枢为止的全部视觉神经冲动传递的径路。包括六个部分：视神经（optic nerve）、视交叉（optic chiasm）、视束（optic tract）、外侧膝状体（lateral geniculate body）、视放射（optic radiation）和视皮层（visual cortex）。

1. 视神经 由视网膜神经节细胞发出的120万无髓神经纤维轴突在眼球后极偏鼻侧聚集，形成约1.5mm的视盘，然后呈束状穿过巩膜筛板形成视神经，成为有髓的神经纤维轴突，经眼眶后部视神经孔进入颅内，两侧视神经在蝶鞍上方会合，形成视交叉。视神经无Schwann细胞，所以损伤后不能再生。视盘是神经纤维聚合成视神经的部位，其上无视细胞，在视野中形成生理盲点（physiological blind spot）。视神经是中枢神经系统的一部分，全长约为50mm，分为四段，分别为球内段、眶内段、管内段和颅内段。

2. 视网膜对应点和视交叉 以两眼的中心窝作为主视觉方向，在三维空间，包括单视圆在内的其他方位，都由视觉系统以双眼中心窝注视点的相对位置来计算。双眼中心窝可看作独眼"中心窝"，两眼视网膜其他各点相对应成视网膜对应点。

一旦双眼对准同一目标，来自两眼的信息必将联合成单一的印象。在视觉系统中，联合双眼信息的第一个构造便是视交叉。当视神经轴突，即视神经纤维经视神经离开眼球到达视交叉，其信息重新排列。

3. 视束与外侧膝状体 视交叉向后的视路神经纤维称作视束。在视交叉处，从各眼颞侧视网膜来的神经纤维不交叉而终止于同侧外侧膝状体，从鼻侧视网膜来的纤维则交叉而终止于对侧外侧膝状体。有53%~57%视神经纤维交叉，称为部分交叉。视神经纤维在视交叉处重新改组，带着来自两眼视网膜对应点的信息重新输至视皮层的同一位置，形成双眼视觉（图5-7）。

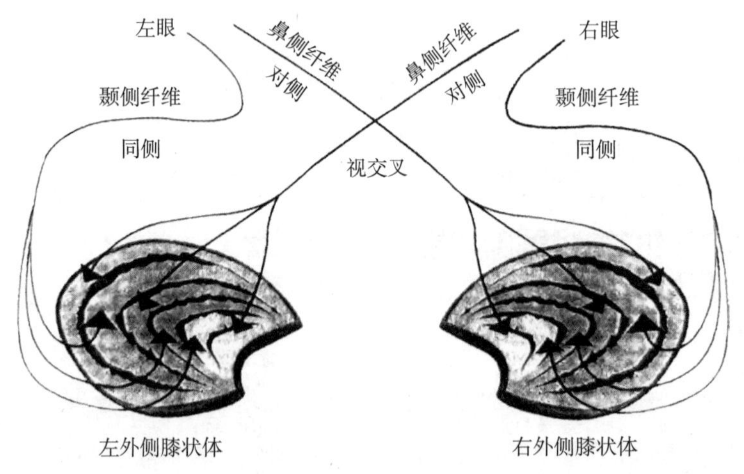

图5-7 脊侧外侧膝状体

4.视放射　外物若在视野的左边，则成像于各眼的右半视网膜上，其信息由视神经经视交叉传至右外侧膝状体，组成视放射后再达大脑右半球；右边视野的物体信息则经左外侧膝状体至大脑左半球。

外侧膝状体（LGN）的编排为视网膜化，换言之，视觉空间的视网膜像以相同次序直接标位于外侧膝状体上。视野中的相邻区在外侧膝状体也有相邻的接受野。在LGN的标位如下：从外侧膝状体的内侧向外，其接受野的标位从视野中心窝逐渐移至周边；从外侧膝状体的前部向后，其接受野则从下方视野逐渐移至上方视野；从外侧膝状体的最腹侧1层向最背侧6层，与视野的方位无关，但与两眼中是哪一眼有关。LGN的每一层仅接受一眼的输入，其中，2、3、5层接受同侧眼的输入，1、4、6层接受对侧眼的输入（图5-8）。

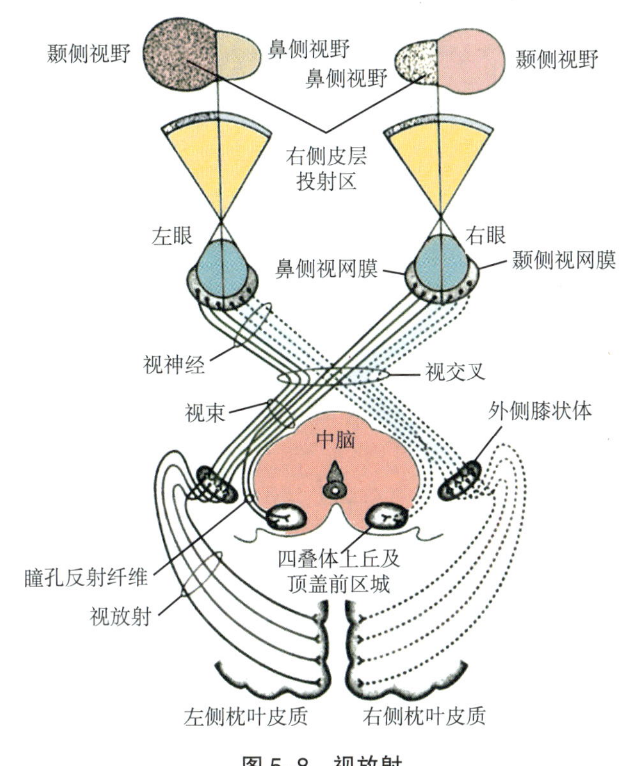

图5-8　视放射

虽然各眼的视网膜对应点所接受的信息在LGN重组而接近，却仍在各层分开，并不混合，仍为单眼性。各眼看视觉空间相同点的神经元纤维离开LGN，在视放射并道而行到达皮层。但是最新研究发现，各层间的边界区有双眼交互作用，大多为抑制性的，如双眼抑制或双眼拮抗。

胼胝体在双眼视觉中的作用：在中心窝的中间将其分为两半，使各眼中心窝的左半边接受的信息经LGN传至左脑枕叶，而中心窝右半边接受的信息则传至右侧枕叶。实际上，中心窝的神经纤维在视交叉仅部分交叉，使中线区的视觉信息同时传至两侧枕叶，这样才能使中心窝鼻颞侧两半的视野形成统一的视野，才能有最佳的中心立体视觉。临床上的黄斑回避就是明证，当单侧枕叶病损引起同侧性偏盲时，整个黄斑中心窝视力仍保存。

此外，使得中线区的双眼视觉信息联合在一起的还有胼胝体，其是一束连接大脑两半球的神经纤维（白体）。患者若因外伤导致视交叉断离，各眼的鼻侧路径阻断而致颞侧视野完全丧失，但是在中线区的中心窝仍能有粗略的立体视觉。以往曾对癫痫患者施以胼胝体切断术作为治疗，术后发现仅中线区丧失立体视觉。这些都证明了胼胝体在双眼视觉中的作用。

5.视皮层在双眼视觉中的作用 从各眼来的输入信息经LGN达视觉条纹皮层第4层，形成触突联结。下一级的触突联结发生于上3层（第1、2、3层）和下2层（第5、6层）。第4层的细胞仍是单眼性的，在第4层之外层次的细胞才是真正的双眼细胞。它们对两眼对应接受野的刺激反应强于单眼的刺激，为两眼叠加作用，甚至强于两眼反应的总和，为双眼相辅相成作用。在临床上婴儿的双眼叠加作用可由视觉诱发电位（VEP）测量，临床上较佳的测量方法为双眼峰值VEP。

各眼的输入在第4层的简单细胞中各占优势，这些细胞分组集成眼优势纵列，它们与皮层表面垂直（图5-9）。在第4层之外，大多细胞为双眼所驱除，眼优势纵列开始消失。弱视的双眼视觉过程存在阻碍，故与弱视眼对应的纵列远狭于非弱视眼。

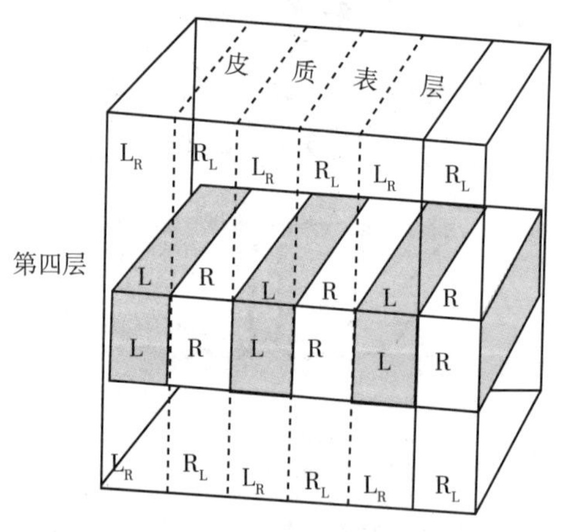

图5-9 眼优势纵列

视差的察觉：在视觉皮层中，双眼神经反应变得更为复杂和专门化。首先为察觉双眼相关作用、双眼视差、三维空间形态、深径和运动的相互影响，最后为自身在空间的三维运动。

条纹皮层的双眼神经元调谐而察觉双眼移开，在Ⅵ区的半数双眼简单细胞和复杂细胞作为视差察觉细胞。在条纹皮层共有4类视差调谐神经元：①调谐激动细胞，用以精确定位单视圆上物体，其优先视差为零视差；②调谐抑制细胞，仅在物体离开单视圆时兴奋；③近细胞，只要刺激物近于注视点便兴奋；④远细胞，只要刺激物远于注视点便兴奋。远近细胞并不准确调谐，只做粗略或定性立体视觉，而前两类细胞做精细立体视觉。

（二）视野

单眼视野是指一眼平直向前注视时所见的空间范围。正常人的视野范围呈椭圆形，上方为60°、下方为70°、鼻侧为70°、颞侧为90°。

左右眼各自视野，依注视点水平线和垂直线相互重合，得到一个以注视点为中心、半径为70°的近似圆形，为双眼共同视野。

双眼视野比单眼视野要大，双眼视形成在其中。双眼视野不相重合的部分为颞侧新月，与每只眼的靠近鼻侧视网膜功能相对应。颞侧新月的视野为单眼视觉。双眼视野可以弥补单眼视觉的局限缺损。

视野检查能够协助诊断视路病变，例如，早期开角型青光眼及正常眼压青光眼的诊断，视野缺损是非常重要的依据；而且可以根据视野缺损的大小来估计视网膜和视路病变的程度及范围，根据缺损的形态来推测病变所在部位及病变性质。视野在随访观察中可反映疾病进展状况，好转或恶化。

五、双眼视觉的发育

（一）胚胎发育

视网膜由视杯内、外两层共同分化而成，视杯外层分化为视网膜色素上皮层（retinal pigment epithelium，RPE）；视杯内层增厚，为视网膜神经感觉层（neurosensory retina）。胚胎第6周起，视网膜色素上皮层开始生成色素。到胚胎第2个月末，视网膜神经感觉层发育到赤道部附近；当胎儿第8个月时，视网膜10层结构基本形成可以辨认。然而，视网膜的功能发育则相对缓慢，视锥细胞、视杆细胞外节的膜盘要到胎儿7个月时才开始出现，黄斑中心凹（fovea centralis）也是在此时才开始形成。出生时视锥细胞尚未发育完全，因此出生后不久的婴儿尚不能固视，直至出生后4个月黄斑才发育完成。出生后眼的屈光间质混浊如先天性白内障，或眼被遮盖，剥夺了黄斑部接受正常光觉和形觉刺激的机会，则会影响黄斑功能的发育而造成弱视。

视神经的发生视神经由胚胎的视柄发育而来，胚胎第6周时，视网膜神经节细胞的轴突形成，并随着视网膜的分化而进一步发育。

（二）正常双眼视觉的发育

双眼视觉的发育对于视觉的正常发育极为重要，眼视光医师通过对婴幼儿做视觉评估检查，能初步判断婴幼儿的某些异常情况的起因、后果及治疗处理。

视觉行为是主动的、泛化的大脑活动，是大脑的主动行为，且影响全身的行动。经验强力影响视觉系统的结构和功能的发育，有一段关键时期。视觉功能中的光觉察力、时频分辨力运动的关键时期早，而色觉、空间视觉和双眼视觉则较晚，但平均为出生后的6个月。大多数视觉功能是在出生后发育的，并非与生俱有（图5-10）。

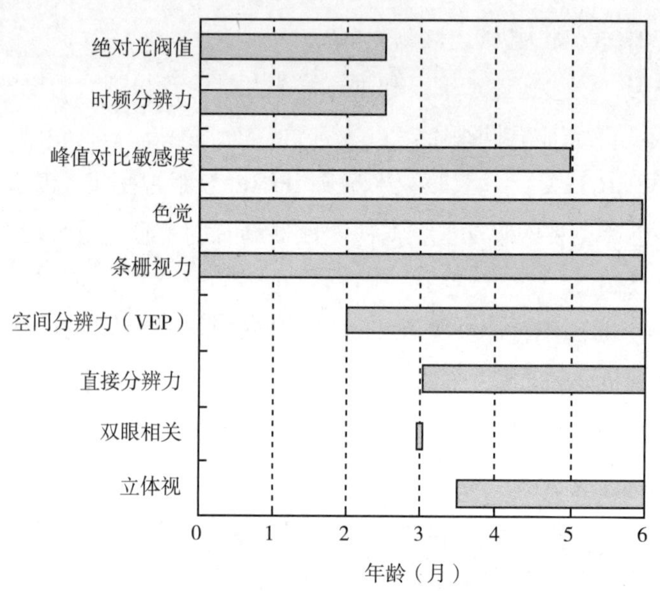

图5-10　视觉功能的发育时期

视皮层的发育迟于眼的发育。在出生时，视网膜对应已发育，但眼运动系统还不成熟，不协作的眼运动可能导致间歇性复视。双眼功能在出生后2个月才开始；3~4个月后才发育较佳的立体视觉；至5~6个月，能迅速达到类似成人的1角的立体视觉。此后，婴儿显示出类似成人的双眼叠加作用。

在出生时，两眼到皮层的4c层的输入在外侧膝状体几乎全部重叠，这阻止了双眼性能和立体视觉。至少在出生后3~4周后，4c层的树突删减，减少两眼至4c层的输入，至完全分开输至独立的眼优势纵列，这时开始发育立体视。随之，双眼神经元逐渐变成对专定的视差量反应，使婴儿能辨别越来越精细的视差（表5-3）。

表5-3　视力的发育（近似值）

年龄	视力	年龄	视力
2个月	0.05	4~5岁	0.6
6个月	0.2	6~7岁	0.8
1岁	0.4	7岁以上	1.0
3岁	0.5		

（三）弱视

在关键时期，若有异常的视觉经验，则能破坏正常的视觉发育，导致弱视或斜视。视觉剥夺更能破坏关键时期长的视觉功能，如空间视觉或双眼视觉，而较少破坏关键时期短、完成早的视觉功能，如色觉。

弱视是空间视觉发育异常的结果，不能由屈光矫正或眼病治疗而完全矫正视力。弱视是视觉发育期内由于异常视觉经验（单眼斜视、屈光参差、高度屈光不正以及形觉剥夺）引起的单眼或双眼最佳矫正视力下降，眼部检查无器质性病变。弱视主要是中心视力缺陷，周边视力可以正常。动物实验和临床婴幼儿的研究表明，在视觉发育关键时期易发生弱视。弱视眼的最佳矫正视力减退经适当的治疗是可逆的，这是弱视的另一个特点。研究结果表明，弱视是双眼异常相互作用或形觉剥夺引起的。

我国弱视发病率为2%~4%，儿童早期筛查可以预防弱视，对已经产生弱视者可以早期发现，早期干预、早期恢复。

弱视并非单一视觉障碍，以异常视觉发育的病因分类如下。

1. 斜视性弱视（strabismic amblyopia） 影响超视力和Snellen视力，表视力大于条纹视力，但仅限于中心视野。此类弱视导致空间歪曲，对比敏感度降低，有显著的拥挤效果。

2. 屈光参差性弱视（anisometropic amblyopia） 在大范围视野均有对比敏感度和空间视力下降。条纹视力Snellen视力表视力和超视力均同等下降。

3. 屈光性弱视（ametropic amblyopia） 两眼具有几乎相同的高度屈光不正（如近视高于−9D，远视高于+4D），由于各眼的视网膜像均不对焦，导致两眼弱视。这与弱视的原定义不符。这种弱视是两眼性的，故其视力下降小于其他弱视。由于高度远视也能引起调节性内斜视，故测量并矫正婴儿的高度远视极为重要。

4. 视觉刺激剥夺性弱视（form deprivation amblyopia） 视觉刺激剥夺性弱视由严重的形觉剥夺所致，比斜视和屈光参差所致的轻度图像减损所致的弱视具有更深度的视力，且对比敏感度下降。单眼剥夺的损坏性比双眼剥夺更甚，视力常低于0.1（4.0），这是因为异常的双眼相互作用进一步促使弱视化。

5. 子午线屈光差异性弱视 子午线屈光差异性弱视由深度的散光所致。高度散光如果未能及时矫正，可能会导致视觉发育异常，从而引起弱视。

任务 4 双眼视觉的形成机制

一、视觉方向

视网膜对应点（corresponding retinal points） 是指在一眼视网膜上的每一点都与对侧眼视网膜上的某一点相对应（生理盲点除外），具有相同的视觉方向。这是Hering第二法则，即相同视觉方向法则（law of identical visual direction），当物像成于各眼视网膜上瓦相配对的视网膜对应点时，则物体看起来位于单一的共同主观视觉方向（common subjective visual direction）。外界物体的影像落在视网膜上，视网膜成分将按照它自己所固有的方向性向空间投射，也就是从主观上感觉这个刺激是来自空间一定不变的方位。假如不通过视觉。用微小电极从眼后刺激视网膜，所产生的闪亮幻觉，也是根据刺激部位的视觉方向不同出现在空同的一定方向和部位。这些现象所表现的功能称为视网膜成分的视觉方向。

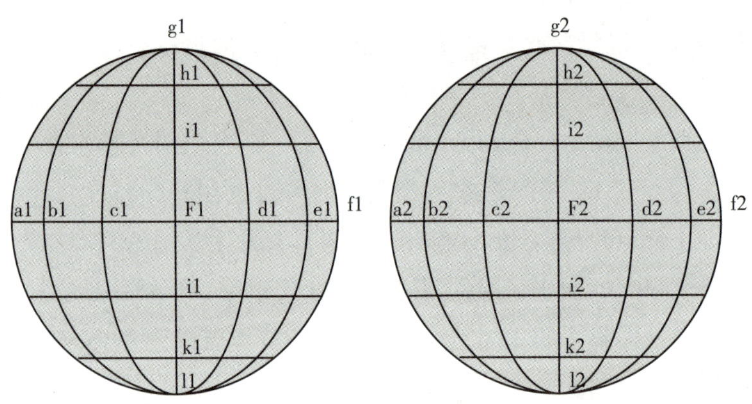

图 5-12 视网膜对应点

二、视界圆和 Panum 空间

正确理解视网膜各对应点向空间的投射。Vieth-Muller圆（Vieth-Muller circle）：假如视网膜对应点是严格的几何对称点，则它们在外界空间投射的位置就组成了Vieth-Miller圆。Vieth-Muller圆为通过注视点和两眼入瞳中心的几何圆，也称为理论单视圆（theoretical horopter）或几何单视圆（geometric horopter），由于眼球的后极是一个弧面，所以要把视网膜每一双对应点投射到空间去，必然会连成一个球面。设想我们面对的是一个大的空心半球，球的弧面上每一点上的物体都将在两眼视网膜对应点上成像，并被感觉为一个印象，球面中心是两眼黄斑部的方向。由于距离不同，这样的圆弧网格是无限的，而且此弧面离得越远，越接近平面，至无限远则将完全成为一个平面，这就是视界圆的概念。我们通过注视点及两眼结点所画的圆即为视界圆，无限远的平面称为基础面（图5-13）。

按Vieth-Mueller的提法，通过两眼结点及注视物体所画的圆周就是该距离的视界圆。根据对等弧的圆周角相等的原理，在此圆周每一点上的物体将分别落在两眼视网膜对应点上，所以不呈复视。另外，在圆周内外有限距离处的物体不呈复视，这种轻微差异是形成立体感的生理基础。此距离在正前方很小，越往周边部则越大，称为Panum空间（双眼单视空间）。正常的黄斑附近Panum空间为10°~20°，此空间在不同测量条件下亦不完全一样；超过此空间将感觉复视。复视是指一个物体被看成两个；与之相反，双眼混淆是指两个不同物体成像于两眼的视网膜对应点上，被看成在一个视觉方向上。物像落于分开过大的视网膜非对应点上则产生生理性复视（physiological diplopia），这是具有正常双眼视觉者也出现的观象，不同于异常双眼视觉如斜视的病理性复视。

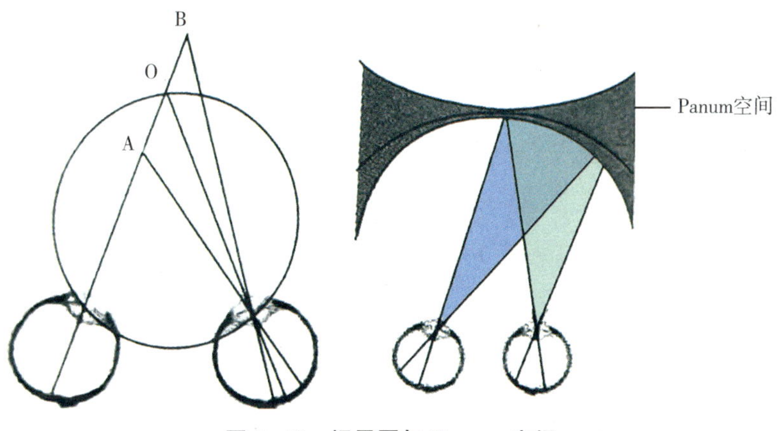

图5-13　视界圆与Panum空间

三、融合

融合机制在眼肌学使用上有两种不同含意：一种称为知觉融合；另一种称为矫正性融合反射或融合运动。

1.知觉融合　是指大脑枕叶能把落在两眼视网膜对应点上的物像综合为一个完整印象的机制，这是一种比较复杂的大脑内的分析功能，但无法以一个单独的细胞团作为中枢来解释，事实上目前没有发现这样的中枢。这一机制的条件是双眼视觉的基本条件，只有具备了这些条件，知觉融合才是可能的。其范围和界限如何来规定呢？这一点只能以视网膜对应关系和Panum空间的存在为基础。Panum空间的宽度大致就是它的界限，超过此界限物体将被知觉为两个。

知觉融像有四种类型：同时视（simultaneous perception）、重叠（superimposition）（1度融像）、平面融像（fat fusion）（2度融像）和立体视（stereopsis）（3度融像）。只有具备上述四种感觉融像类型，才能达到正常双眼视觉。双眼视异常的患者可能只有部分类型。

2.融合反射 是在两眼视网膜物像间的一种定位性眼球运动，使偏离对应点的物像重新回到对应点上来，这是一个视神经信息传达的校正过程。但是两眼视网膜物像并不是截然分开到对应点上来，因为没有矫正性融合反射的存在，知觉融合只能是一瞬间的活动，而不能持续不断地保持双眼视觉。临床上正常视网膜对应而无融合力的复视就是例证。

融合反射是一种通过大脑视觉中枢所引起的反射性眼球运动。由于需要大脑高级中枢参与，故又称心理视觉反射。其传入径路是通过视觉径路将信号传入大脑枕叶。其条件刺激是两眼落于视网膜中对应点上的物像。物像的分离形成传入兴奋，其反射可能起始于视区周围的枕叶纹状区19区皮质。视网膜物像向双颞侧分离则将引起辐辏反应；物像向双鼻侧分离将引起分开运动。垂直与旋转融合运动由与其相应的视网膜物像分离所引起。分离的远近决定融合反应的速度，分离越远，融合运动速度越快。融合运动的范围就是能引起融合反射物像分离的限度。分开范围约为4°，辐辏范围则差别很大，一般可在35°以上。垂直范围正常只有1°。旋转范围有时很大，但其中只有一小部分属于真正的融合运动，其他可能是由知觉融合而引起的（图5-14）。

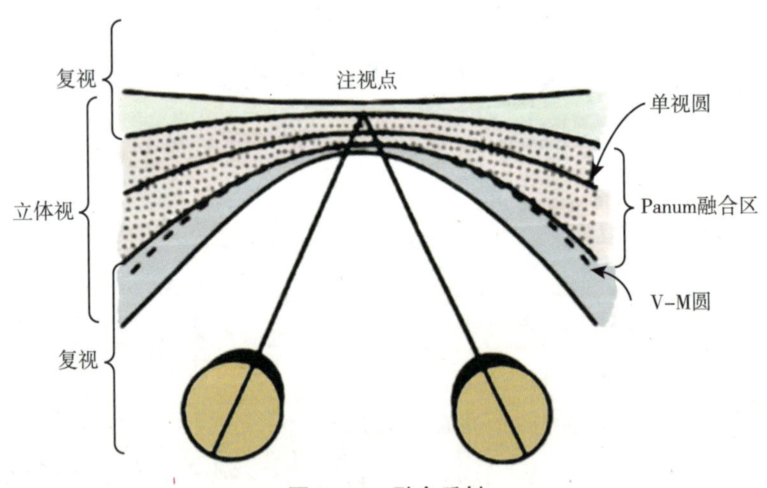

图 5-14　融合反射

融合虽然有其固定范围，但是通过某种训练方法可以使之增加。引起融合反射的刺激点越多，则越容易引起反射，因此较大物体比小的物体易于引起融合。每个人的融合能力取决于其大脑两半球代表区的联合功能的发育，因此能有相当个体差异。引起融合的主要视网膜点是黄斑周围区，但实验证明视网膜周边部的刺激也同样能引起融合运动，此点是某些训练方法的基础。融合范围的幅度不仅表示双眼视觉的强弱，也与单眼肌肉的功能有关。若单眼肌肉协调很好，即使双眼视力较差，融合力有时也较大。单眼肌肉平衡不正常，融合范围大（一般是融合范围小乃至无融合）有时也表示一种代偿的功能状态。因此，为了产生良好的融合，单眼与双眼肌肉的协调同样重要。两眼物像的分离是融合的条件刺激，但物体在线条、形状及细节的相似方面也起一定作用。如果两眼物像极不相似，则将成为对融合的抑制信号。但融合是一种反射性活动，其视觉知觉有时只通过初级视中枢，一般不进入大脑意识领域，所以如果两像在外形上大体相似，细节虽不完全一样，也可以引起融合反射。

融合反射是视网膜物像分离的反应，但一般融合反应总是小于引起融合的刺激。也就是说，在两个分离物像尚未完全落在对应点上以前，就已经可以感觉两物像融合。这一残留的物像分离称为注视分离。这一现象可用许多检查方法加以证实。当两物像分别投射到每眼黄斑旁，而每眼又仅能看到其中一个物像的条件下，如以三棱镜或其他方法使之重合，当在主观感觉上已经感到重合时，实际在客观上还有一定差距。此现象在水平与垂直融合时均存在，旋转融合测定比较困难，原则也与以上二者相似。因为融合反射是一种反射机制，当条件刺激除去后，反射活动消失，但眼球仍可以停留在新位置上不动，故有人认为是这部分残留的物像分离引起融合反射，使眼球停留在新位置上。

四、立体感觉

立体感觉（stereoscopic vision）亦称深度感，是双眼视觉的高级部分。在双眼视功能发展过程中发育较晚。目前我们对立体感的知识还很不完备，一般认为它是由视界圆内外的物体在视网膜上的轻度水平分离的物像形成的。理论上，单视圆上的双眼单视，应该是一种无立体视的双眼单视。然而，人的两只眼睛是左右分开的，当两眼同时注视单视圆上的一点时，在两眼视网膜上形成的物像也必然存在一定的视差；而且单视圆并非正圆，所以单视圆上的两点所形成的集合角仍存在差别，故形成双眼视差。所以，实际上在单视圆上也有立体视。

人的双眼视轴并非平行，而是稍稍向内倾斜的，而且双眼相距约一定距离（瞳距），所以当人们观看一个物体时，其实是从两个不同的角度区去观察的，左眼看物体的左边部分会多些，右眼看物体的右边部分会多些。这样，远近不同的点，其刺激左右眼视网膜的点并非对应点，存在位置差，这就是双眼视差（binocular disparity）。

双眼视差提供了物体之间的相对深度信息，是产生立体视觉的一个主要因素，但它并非是形成立体视觉的唯一因素。在日常生活中，我们经常会发现某些没有良好双眼视觉的患者（恒定性斜视、单眼患者等）也有一定程度的“立体视”。

视中枢融像时，双眼水平视差信息形成了我们感知物体的三维形状及该物体与人眼的距离或视野中两个物体相对关系的深度知觉。许多职业，如驾驶交通工具、绘画雕塑、建筑业、机械精细加工、电子等高科技作业，要求良好的立体视觉。立体感是一个单独存在的知觉现象。许多研究证明，它与明暗、刺激时间、物像与背景对比等没有明显关系，也不取决于融合力的大小，因而认为这是一种高级的心理生理反射，是大脑高级中枢综合分析的结果。

仅有单眼的人，特别是自幼失去一眼的人，也能比较准确地判断远近距离，但这与双眼视者的立体感有本质的不同。他们是通过训练，依靠经验和一些条件，如光和影的方向、物体的大小、互相掩蔽部分的存在等来判断空间位置的，与正常人看图画和照片也会有深度感的情况相似。检查立体视觉可应用同视机、立体视觉检查图或计算机立体视觉检测系统。立体视觉锐度的正常值≤60弧秒。

五、儿童期视觉反射发生与发展

儿童期视觉反射发生与发展概况见表5-4。

表5-4　儿童期视觉反射发生与发展概况

初生婴儿	无目的的眼球运动
2周	如以手电筒光自约半米的距离逐渐接近，可以引起少量辐辏反应。做适当的同向旋转运动反应，即代偿性固视反射
5~6周	能注视大的物体，可在相当大的领域内发现同向性固视反射及再固视反射，一般能持续数秒
2个月	眼可追随人或手，很易发现辐辏反应
3个月	眼可追随运动的铅笔，头亦随之转动
4个月	头可抬起，能看自己的手，有时用手接触物体
6个月	随坐起的程度，身体随头及眼转动。辐辏持续时间延长。常可借助三棱镜增加辐辏对抗
12个月	尝试抬头
13个月	指鼻、头发或眼
2岁	视力约为0.5，有很强的辐辏，反射亦愈精练
3岁	视力0.7，反射巩固，但易致失用。
4岁	反射巩固。失用可引起紊乱，但不致丧失，再使用能使之恢复
5岁	视力1.0，反射像无条件反射一样巩固。但由于失用仍可能招致暂时紊乱
8岁	反射像无条件反射一样巩固。波动期结束

任务5 常见的视觉异常

一、视力下降

视力下降是临床眼科分析病因的主要症状，根据视力下降的速度及伴随症状，分为突发性、急性无痛性、急性疼痛性和慢性4类。

1. 突发性视力下降 指突发性视力严重障碍，表现为眼前一片灰暗、昏糊、发黑，也称一过性视力丧失或一过性盲（transitional blindness），视力可在1小时（一般不超过24小时）内恢复正常。

根据单眼或两眼发病，持续时间（几秒钟或几分钟），伴随症状如眩晕、头痛、偏头痛、复视、四肢软弱、闪辉性暗点、恶心、呕吐等，又可具体分为以下几种。

（1）单眼一过性视力丧失 提示病变在眼（视网膜、视神经、眼眶）或眼的血供异常（心脏、主动脉眼动脉、视网膜中心动脉异常）。颈动脉狭窄发生同侧一过性视力丧失，持续时间在15分钟以内。45岁以下患者很少有明显的颈动脉病，而应想到血管炎或高血凝病变。单眼一过性视力丧失发作时程长达数小时者少见，可发生于血栓形成性疾病。

（2）根据发病持续时间 可分为以下两种。

1）发作持续数秒钟 颅内压增高（两侧性）、直立性黑（两侧性）。

2）发作持续几分钟 TIA（单侧性）、基底动脉阻塞（两侧性）。大脑TIA者70%~90%有同侧颈内动脉狭窄，在5年内约1/3患者可发生脑卒中。一过性视力下降者（不伴有其他脑缺血症状），年度中风率为2%，为正常人的5倍；伴有大脑半球缺血性症状（衰弱、感觉丧失、失语症等）者中风率会更高。统计上，一过性视力下降也会增加缺血性心脏病患者的死亡率。

2. 急性无痛性视力下降（acute painless visual loss） 起病数天之内，视力急剧严重下降（视力常低于0.1），不伴有眼痛。觉见病因包括视网膜中央动脉栓塞、缺血性视神经病变、视神经炎、玻璃体积血或视网膜出血、视网膜脱离等。

3. 急性疼痛性视力丧失（acute painful visual loss） 起病数天之内视力急剧严重丧失（往往低于0.02），伴有不同程度眼痛。急性青光眼、葡萄膜炎、眼球化脓性感染、眼外伤、视神经炎均可导致急性疼痛性视力丧失。

4. 慢性进行性视力减退（chronic progressive decrease of vision） 表现为视力逐渐减退，病程可迁延数月甚至数十年。视力减退程度因病而异，可双眼先后发病。最常见的为屈光不正、白内障、青光眼、黄斑变性。

二、视野缺损

严格地说，各种视网膜及视路疾病都会表现为视野缺损。眼科需进行视野检查的主要是青光眼患者，神经眼科患者也需进行视野检查作为辅助检查。通过视野缺损的形态可以分析出损害的部位及范围，有时甚至可分析出病变的性质（图5-15）。轻度功能损失有时不能自视野反映出来。

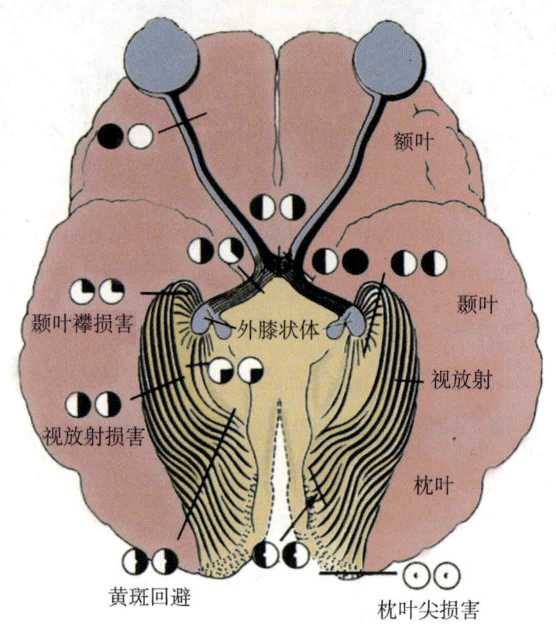

图 5-15 视路病变的视野改变

视野缺损按其损害形态分为缩小与暗点两种。

1. 周边及中心视野缺损

（1）向心性缩小　晚期可出现管状视野，如晚期青光眼及视网膜色素变性等。

（2）单眼象限性缺损　常见于视网膜血管分支栓塞。

2. 单眼暗点　常见于黄斑变性、中心性浆液性视网膜炎和视神经炎等。按视路损伤部位可分为以下几种。

（1）视网膜及视交叉以下视路的病变　如视网膜病、视神经头痛、青光眼、中毒性弱视、球后视神经病。

（2）视交叉病变　各类引起视交叉占位性病变，如嫌色性腺瘤、颅咽管瘤、脑膜瘤、神经胶质瘤及鞍结节、嗅沟、蝶骨嵴病变等。

（3）视交叉以上的血管病变、肿瘤等。

三、异常视觉

视觉性症状可包括视物模糊、眼前黑影飘动、虹视、视野缺损、复视、视物显多症、视物变形症、视物显小症、视物显大症、闪光感、闪辉性暗点、色视症、阳光下视力减退等。

1. 黄视　发生于山道年或苦味酸中毒、黄疸、毒蛇咬伤、一氧化碳中毒、晶状体色素。绿视见于小剂量洋地黄使绿色视力增强，大剂量洋地黄可使绿色视力降低。

2. 虹视　青光眼、角膜营养不良和隐形眼镜诱发的角膜水肿等。

3. 夜盲　慢性青光眼、视网膜色素变性及维生素A缺乏。

4. 昼盲、中心性角膜白瘢、白内障等。

5. 飞蚊症　玻璃体混浊、葡萄膜炎、眼内出血等。

6. 闪光感

（1）一过性闪光：玻璃体脱位、压迫闭着的眼等。

（2）固定性的星点：皮质枕叶病变。

7. 视物变形

（1）视物显小症、视物显大症：中心性视网膜炎。

（2）扭曲视：视网膜脱离、眼底肿瘤或高度散光眼镜等。

8. 复视

（1）单眼：角膜或晶状体不规则混浊、散光矫正不彻底等。

（2）双眼：斜视、单侧眼球突出等。

9. 阳光下视力减退　常见于白内障。

四、色觉异常

色觉缺陷（color vision defect）又称色觉异常（abnormal color vision）或色觉障碍（dyschromatopsia）。色觉是视网膜锥体细胞的一种功能，可识别自然光谱中的各种颜色。如果患者丧失辨色力，则为色盲（color blindness）。如果患者对颜色辨别能力降低，则为色弱。如果患者对不应有色泽的物体看成各种颜色，则为色视症（chromatopsia）。

按病因分类可分为先天性色觉缺陷与后天性色觉缺陷。

1. 先天性色觉障碍　是一种遗传性疾病，属于X-性连锁隐性遗传。如全色盲、红绿色盲、色弱、色觉疲劳。

2. 后天性色觉障碍　是后天获得的，属于继发性疾病，即原来色觉正常者由于视网膜、视神经、脉络膜至大脑中枢任何一处发生病变或受到严重损伤引起的色觉异常。常见于视神经病变，如烟酒中毒性弱视、球后视神经炎、Leber家族性视神经病变、中毒等，常为红绿色觉障碍；也见视网膜和脉络膜病变，常为黄蓝色觉异常（表5-5）。

表5-5 先天性色觉缺陷与后天性色觉缺陷的区别

	先天性色觉缺陷	后天性色觉缺陷
病因	可能为视锥细胞的色素缺乏	黄斑、视神经或枕叶皮质疾病引起；白内障
发病部位	两侧性和对称性	两眼程度不一致，可能是单侧性
缺陷类型	通常只是红-绿色区别缺陷	波及各种色调，红-绿色缺陷及蓝-黄色缺陷
检查	视网膜功能（视力、视野、视网膜电图）正常，全色盲例外	视网膜功能异常；白内障
愈合	色觉缺陷的表现恒定不变，可重复性	色觉缺陷的表现会变异——进展或好转
临床表现	能正确说出颜色的名称	不能正确说出颜色的名称

3. 色视症

（1）黄视症　见于核性白内障，或洋地黄、链霉素、磺胺、巴比妥、水杨酸等中毒。

（2）蓝视症　见于白内障摘除术后、洋地黄中毒或过敏、一氧化碳中毒、蘑菇中毒。

（3）红视症　见于无晶状体眼、虹膜缺损、瞳孔散大、玻璃体积血、烟中毒、碘氰化合物中毒、白化病、飞行员或飞舞杂技表演者。

（4）绿视症　见于使用洋地黄或巴比妥后视网膜脉络膜炎。

（5）其他色视症　视网膜中央动脉阻塞恢复期、山道年中毒可有紫视症。

五、双眼视觉异常

1. 非斜视性双眼视异常

（1）非老视性调节障碍　即在年龄上未到达老视者但出现了调节问题，表现为与近距工作有关的视物模糊、头痛、眼部不适等症状。在非老视者中调节功能失调相当多见，对于这种调节失调，通过临床视光技术检测，可以发现问题的实质并对其分析做出诊断，设计有效的处理方法。处理方法有屈光矫正、正镜附加、视觉训练等。

（2）聚散系统障碍　为调整两眼视线夹角对准外物，以达到双眼单视，获得最佳立体视。聚散分为张力性聚散、调节性聚散、近感知聚散和融像性聚散4类。聚散系统障碍时容易出现眼部不适、视物模糊、头痛、复像、阅读困难等视疲劳现象，处理聚散系统障碍的第一步就是要通过相关的数据测量确定聚散系统障碍的类型，根据不同类型分别采用正镜、附加棱镜、视觉训练等方法消除双眼视觉障碍。

（3）老视　是随着年龄的增长而正常发生的调节能力的减低，最初的症状为阅读不能持久，逐步发展为近距视物模糊而不能正常阅读，附加正镜是解决老视的主要手段。

（4）垂直性双眼平衡失调　同水平平衡失调一样，垂直性双眼平衡失调也是引起视觉问题的原因之一。垂直性双眼平衡失调患者可能会有牵拉感、头痛、视觉疲劳、阅读时跳行或漏失位置、复视，尤其是上下重叠复视等。垂直棱镜是其主要的处理方法。

2. 斜视、弱视引起的双眼视异常　在视觉发育的关键时期，若因某种原因引起单双眼形觉剥夺、异常双眼相互作用或神经－肌肉异常造成的眼球运动障碍，都将会影响双眼视觉的发育，而出现复视、视混淆、视觉抑制、异常视网膜对应、注视异常、融合障碍、立体式异常等斜视或弱视现象，进而影响其外观和生活质量，及早发现并采取合适的干预措施可明显降低斜视或弱视的发生概率。

六、眼球震颤

眼球震颤（nystagmus）是一种有节律的不自主的眼球摆动，分为生理性和病理性。

1. 生理性眼球震颤　是正常眼的生理现象，例如在行驶的汽车里注视到路旁的树木或注视旋转的黑白色条纹鼓时出现的视动性眼球震颤，以及两眼极度向侧方注视时出现的终位性眼球震颤等。

2. 病理性眼球震颤　又分为先天性和后天获得性两类，先天性眼球震颤与眼科关系密切，常伴有视力低下和异常头位，如婴儿型眼球震颤、隐性眼球震颤、眼球震颤阻滞综合征等。后天性眼球震颤常伴有视力严重丧失，可因致密的白内障、外伤、锥体营养不良引起，表现为单眼及双眼眼球震颤；也可见于中毒及代谢性疾病，如酒精、锂、巴比妥酸盐、苯妥英钠、水杨酸盐及其他抗惊厥药或镇静药中毒；以及B族维生素缺乏及神经系统疾病，如丘脑出血、肿瘤、卒中、外伤、多发性硬化等。

七、盲与低视力

世界卫生组织对视力损害的定义见表5-6。

表5-6　视力损害的分类（2009年世界卫生组织采用的疾病国际分类法）

视力损害的分类		最佳矫正视力
低视力	轻度或无视力损伤	≥0.3
	1级	≥0.1，<0.3
	2级	≥0.05，<0.1
盲	3级	≥0.02，<0.05
	4级	≥光感，<0.02
	5级	无光感
	6级	不能确定和不能详细说明。

注：5°<中心注视视野半径≤10°的患者应该归于第三类；即使中心视力没有下降，视野半径≤5°的患者也应归于第四类

一般来讲，双眼中好眼最佳矫正视力在0.05~0.3者为低视力，低于0.05或无光感者为盲。根据世界卫生组织估计，目前世界上有超过4400万盲人，至少有1亿3500万是严重视力损害患者。80%的致盲原因是可以避免的，这就是说，通过现有的预防和治疗措施，部分人不应当成为盲人。随着医疗条件的提高及国人对眼健康的重视，导致盲的眼疾病也有所改变，20世纪80年代排名前三的沙眼已不再是主要致盲因素，目前超过60%的致盲病因来源于糖尿病性视网膜病变、白内障、青光眼、高度近视眼底病变、年龄相关性黄斑变性这5种眼科疾病。对于这些低视力者，眼科医师可以采用各种检查手段，确定其原因，并采用相应的治疗措施，使他们恢复视功能。对于那些经过常规治疗但双眼视功能仍有损伤，而且尚有一定残余视功能的患者，通过使用助视器等低视力康复措施可以使视觉损害的影响降到最低程度，从而提高其生活质量。

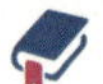

知识拓展

“全国爱眼日”

1992年9月25日，天津医科大学眼科教授王延华与流行病学教授耿贯一首次向全国倡议，并在天津召开了全国爱眼日第一次研讨会。这一倡议受到眼科学界和眼科专家们的响应，决定每年5月5日为“全国爱眼日”。1993年5月5日，天津首次举办爱眼日宣传活动。

受此影响，从1994年开始，北京、上海、广州等国内大中城市相继在5月5日举办义诊咨询活动，同时宣传爱眼日的意义。

1996年，原国家卫生部、国家教育部、团中央、中国残联等12个部委联合发出通知，将爱眼日活动列为国家节日之一，并重新确定每年6月6日为“全国爱眼日”。

2022年1月国家卫生建设委制定了《“十四五”全国眼健康规划（2021—2025年）》并拟定了主要目标。到2025年，力争实现以下目标：①0~6岁儿童每年眼保健和视力检查覆盖率达到90%以上，儿童青少年眼健康整体水平不断提升。②有效屈光不正矫正覆盖率（简称eREC，见附件）不断提高，高度近视导致的视觉损伤人数逐步减少。③全国CSR达到3500以上，有效白内障手术覆盖率（简称eCSC，见附件）不断提高。

目标检测

答案解析

一、单项选择题

1. 视路是指视觉信息传导到大脑枕叶视中枢的径路，其开始部位起自（　）

A.视网膜光感受器　　B.视乳头
C.视神经　　D.视交叉
E.视盘

2.在视网膜的感光细胞中感强光和色觉的是（　）
A.视杆细胞　　B.视锥细胞
C.视圆细胞　　D.双极细胞
E.视神经节细胞

3.使眼球上转、内旋的肌肉是（　）
A.上直肌　　B.下直肌
C.上斜肌　　D.下斜肌
E.内直肌

4.受外展神经支配的肌肉是（　）
A.上直肌　　B.下直肌
C.内直肌　　D.外直肌
E.上斜肌

5.目前我国致盲的首位原因是（　）
A.糖尿病性视网膜病变　　B.青光眼
C.沙眼　　D.白内障
E.外伤

6.视交叉损害典型视野改变是（　）
A.同侧眼失明　　B.双眼侧偏盲
C.不对称性双眼同侧偏盲　　D.对称性双眼同侧偏盲
E.对侧眼失明

7.来自5m远的光线，经过调节静止的眼屈光系统后，焦点落在视网膜之后，此过程称为（　）
A.远视　　B.近视
C.正视　　D.老视
E.屈光参差

8.屈光不正包括（　）
A.远视、近视　　B.远视、老视
C.近视、远视、弱视　　D.近视、远视、散光、老视
E.近视、远视、散光

9.正常人摘除晶状体后，其屈光状态变为（　）

A.高度远视　B.轻度远视

C.高度近视　D.轻度近视

E.高度散光

10.上斜肌的主要作用有（　）

A.上转　B.下转

C.内旋　D.外旋

E.外上旋

11.产生夜盲可由下列哪些细胞缺乏引起（　）

A.视杆细胞　B.视椎细胞

C.色素上皮细胞　D.神经节细胞

E.双极细胞

12.正视眼随年龄增长逐渐失去调节能力的原因是（　）

A.晶体混浊　B.睫状肌功能减弱

C.瞳孔变小　D.晶体纤维硬化和睫状肌功能减弱

E.视网膜变性

13.角膜是主要的屈光介质，其屈光度其相当于（　）

A. 19D凸透镜　B. 20D凹透镜

C. 42D凸透镜　D. 43D凸透镜

E. 45D凸透镜

14.眼是人体重要的感觉器官，主要用于接受（　）

A.光刺激　B.光传递

C.敏锐视觉　D.光消息

E.痛觉刺激

15.下列那条肌肉不受第Ⅲ对颅神经支配（　）

A.上直肌　B.内直肌

C.下直肌　D.上斜肌

E.瞳孔括约肌

16.视信息在视网膜内形成视觉神经冲动的神经元传递不包括（　）

A.神经节细胞　B.光感受器

C.胶质细胞　D.双极细胞

E.视锥细胞

17.世界卫生组织规定矫正视力低于（　）为盲

A. 0.1　　B. 0.02
C. 0.05　　D. 0.08
E. 0.3

18. 每眼的眼外肌共有（　）
A. 4条　　B. 6条
C. 8条　　D. 9条
E. 7条

19. 在无调节情况下，平行光线进入眼内聚焦于视网膜之前，称为（　）
A. 弱视　　B. 近视
C. 远视　　D. 老视
E. 以上都不是

20. 根据WHO分类标准，以下哪项为低视力（　）
A. 好眼的最好矫正视力<0.5，但>0.1
B. 好眼的最好矫正视力<0.3，但>0.01
C. 较好眼的最好矫正视力<0.3，但>0.1
D. 较好眼的最好矫正视力<0.5，但>0.3
E. 较好眼的最好矫正视力<0.3，但>0.05

21. 眼的屈光系统不包括（　）
A. 角膜　　B. 房水
C. 晶状体　　D. 玻璃体
E. 视网膜

22. 两眼产生相同方向运动、互相合作的肌肉称为（　）
A. 主动肌　　B. 协同肌
C. 拮抗肌　　D. 配偶肌
E. 互动肌

23. 调节反应测量方法有（　）
A. 动态检影法　　B. 马氏杆
C. 遮盖试验　　D. 角膜映光法
E. 以上都是

24. 跟随运动的速度慢于扫视运动，约为（　）
A. 50°/秒　　B. 100°/秒
C. 150°/秒　　D. 200°/秒
E. 120°/秒

25. 调节功能异常类型不包括（　）

A. 眼运动障碍　　B. 调节不足

C. 调节过度　　D. 调节疲劳

E. 调节麻痹

26. Panum融合区是指（　）

A. 点与区的对应　　B. 点与点对应

C. 区与区对应　　D. 面与面对应

E. 面与区对应

27. 扫视运动特点是（　）

A. 速度快　　B. 伴有抑制

C. 速度慢　　D. 准确性低

E. 持续时间长

28. 异常双眼视觉不包括（　）

A. 复视　　B. 混淆视

C. 同时视　　D. 抑制

E. 以上都是

29. 外界不同物体的影像落在两眼视网膜对应点上的结果为（　）

A. 复视　　B. 异常视网膜对应

C. 混淆视　　D. 弱视

E. 以上皆不是

30. 关于Worth四点灯检查法，下列说法错误的是（　）

A. 主要是检测抑制的方法

B. 可检测中心凹的抑制

C. 麻痹性斜视时看到五个光孔

D. 双眼视功能正常时可以看到两个红光孔或三个绿光孔

E. 以上皆不是

31. 双眼视功能不包括（　）

A. 同时视　　B. 融像

C. 立体视　　D. 隐斜

E. 以上全选

32. 刺激跟随运动的因素是（　）

A. 声响　　B. 运动物体

C. 运动感　　D. 想象运动

E.颜色变化

33.下列不属于引起扫视运动刺激的是（　　）

A.视觉目标　　B.听觉

C.本体感觉　　D.立体视觉

E.以上全选

二、思考题

1.眼外肌有哪些特点？

2.描述眼外肌的合作与拮抗关系。

3.简述眼球运动法则的内容。

4.简述双眼视觉临床的分级情况。

5.试述双眼视觉的形成机制。

（区淑文　张玉艳　赵艳敏）

书网融合……

小结

习题

微课

参考文献

[1] 李凤鸣.中华眼科学 [M]. 3版.北京：人民卫生出版社，2014.

[2] 施殿雄.实用眼科诊断 [M]. 上海：上海科学技术出版社，2005.

[3] 葛坚.眼科学 [M]. 2版.北京：人民卫生出版社，2011.

[4] 瞿佳.眼视光学理论和方法 [M]. 3版.北京：人民卫生出版社，2018.

[5] 王根本，刘里侯.医用局部解剖学 [M]. 4版. 北京：人民卫生出版社，2000.

[6] 刘陇黔.眼视光实践技能操作手册 [M]. 北京：人民卫生出版社，2019.

[7] 朱大年，王庭槐.生理学 [M]. 8版.北京：人民卫生出版社，2013.

[8] 王庭槐.生理学 [M]. 3版.北京：人民卫生出版社，2015.

[9] 杨智宽.临床视光学 [M]. 2版.北京：人民卫生出版社，2021.

[10] Pluim JP，Maintz JB，Viergever MA.Image registration by maximization of combined mutual information and gradient information [J]. IEEE Trans Med Imaging ，2000，196 (6)：809.

[11] Zitova B，Flusser J. Image registration methods ：a survey [J]. Image Vis.Comput.，2003，24：97721000.

[12] Fox SI.Human Physiology [M]. 14th ed.New York：McGraw-Hill Co，2016.